U0110668

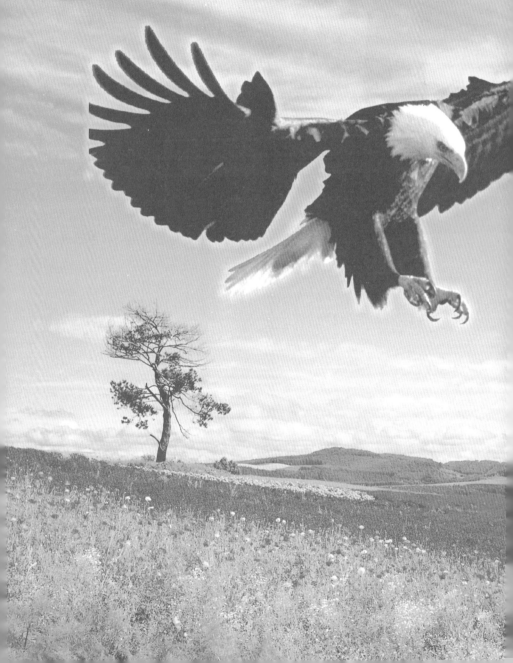

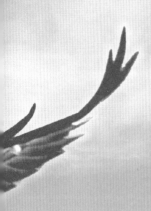

大展好書　好書大展

品嘗好書　冠群可期

中醫保健站：91

崔扣獅老中醫 肝癌治療經驗

主編　崔扣獅

編委　沈雅平　崔旭紅
　　　崔瑞榮　崔旭輝

大展出版社有限公司

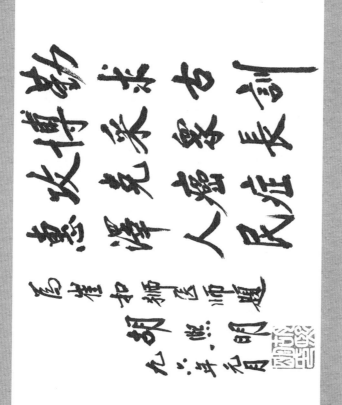

弘揚中醫博大精深

醫術造福兩岸人民

胡熙明 題

九二年春

胡熙明，原衛生部副部長、國家中醫藥管理局局長

光扣獅院長

中醫中藥改充

癌瘤定更上一層

樓

二〇〇三年十月

鄧鐵濤 敬祝

鄧鐵濤，國醫大師，廣州中醫藥大學終身教授，博士生導師

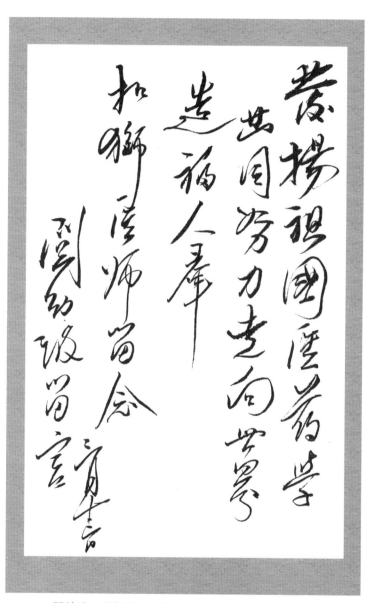

弘揚祖國醫藥學

出國努力走向世界

造福人羣

松獅陸師留念

關幼波題曰言

關幼波，當代著名中醫學家，北京中醫醫院副院長

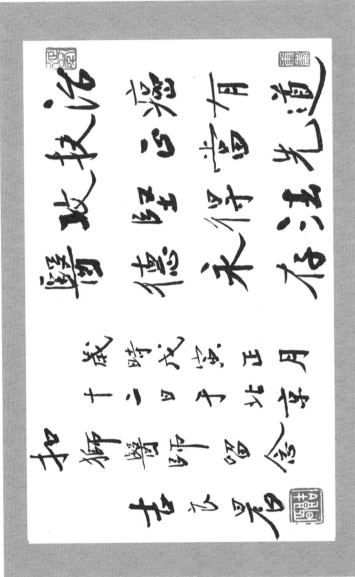

吉良晨，國家級名老中醫，北京中醫醫院主任醫師

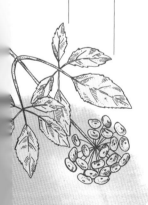

癌症並非絕症

「癌症」真的就是「絕症」、「不治之症」嗎？據我臨床所知的各種癌症患者，絕大多數都有恐懼心理，背著沉重的心理包袱，都渴望生存，心理上的壓力使人們談癌色變。

我研究癌症 40 餘年，在臨床接觸的各種癌症患者 8 萬餘人中，詳細詢問病史及經過。從中醫角度講，不外乎人體內部陰陽平衡失調，臟腑功能紊亂及外邪侵犯兩方面。腫瘤的發生也不外乎這兩種原因。但是，導致機體陰陽失衡、臟腑功能紊亂的原因又是什麼呢？我認為導致機體陰陽平衡失調、五臟功能紊亂、氣血不暢的主要原因是情志不暢。由於五臟功能紊亂而使陰陽平衡失調、氣血瘀滯不暢，導致機體免疫力低下，外邪乘虛而入，故往往是一種誘因。

正如《內經》所說：「正氣內存，邪不可干。」正因為正虛邪入，破壞了五臟六腑正常的生理功能，耗損了人體精、血、津、液的物質基礎，引起了氣滯、血瘀、痰凝、毒聚、濕停等病理變化，產生氣、血、痰、食等病理產物，久之，這些病理產物相互交結，形成有形的腫塊，於是發展為腫瘤。《內經》還強調氣、血、痰、濕、毒等的積聚與寒

邪的侵犯有密切關係。如《靈樞·百病始生》說：「積之始生，得寒乃成，厥乃成積。」《靈樞·水脹》亦說：「寒氣客於腸外與衛氣相搏，氣不得榮，因有所繫，癖而內著，惡氣乃起，息肉乃生。」這些都是中醫學數千年在與疾病做抗爭的過程中逐漸積累的經驗，需要進一步挖掘研究，廣泛應用。

我為什麼說「癌症」並非「絕症」呢？據我 40 餘年的臨床接治 8 萬餘例患者中，存活 20 餘年的為數不少，我認為大多數癌症患者都是被嚇死的，也就是因為他們對癌症有一種恐懼心理，總認為患了此病就沒有了生存的希望，沒有治癒的可能，故思想悲觀，失去精神支柱，失去與疾病做抗爭的信心和勇氣。不用說患了癌症，有時患了其他的病，如果沒有戰勝病魔的信心和勇氣，也很難治癒。

我曾聽說過這樣一個故事：某大醫院檢驗科醫生不負責任，將肝癌患者的名字與 B 肝患者的名字搞錯寫顛倒了，結果患肝癌的患者認為以前是誤診，就高興地回去了，只用一般治療 B 肝的藥物治療而痊癒。而那位 B 肝患者問檢驗醫生，檢驗醫生說：「你是患者的家屬吧？」「是的。」醫生說：「他患的是肝癌。」此人一聽一下子癱坐到椅子上，回去後因醫治無效而死亡。

這說明了兩個問題：一是癌症患者多數是被嚇死的；二是失去精神支柱，機體免疫功能下降。現在，癌症已不再是絕症，而是常見病、多發病，人們所說的「十個癌症九個埋，一個不埋不是癌」的說法是錯誤的。

為了預防癌症，首先提醒大家一點，有病及時診治，

或者定期做體檢，尤其是 40 歲以上的中老年人更應定期檢查。因為癌症的前期症狀不明顯，使人產生麻痺思想，認為吃喝照常、身體不消瘦就為之健康，這種想法是錯誤的。如腹瀉久治不癒，用藥則止，停藥則作；有的疲乏無力，精神不振，上腹部不適，應考慮胃癌或肝癌的前期症狀；有的咳嗽少有，偶爾痰中伴有血絲，身體不如平素，應考慮為肺癌的前期症狀；有的頭痛、頭暈時作，偶有眼睛視物重影並日趨加重，應考慮為腦部有腫瘤的可能。這些隱形癌症，不要盲目治療，一定要做到診斷準確、用藥準確，再加上保持精神愉快、情志舒暢，積極配合治療，預後療效可觀。

有的患者是由於外感誘因所致，先是感冒發燒，用藥則退，停藥則升，反覆發作，再加上體質漸消，一定要做科學的檢查，不要忍耐而誤治，也就是人們所說的「小則不補，大則尺伍」。應該有病治病，無病防病。《內經》說：「上工治未病，不治已病。」正所謂現代醫學所說的「預防為主，積極治療」。

目前，臨床公認的人體癌症已達百種之多，據統計，每年全球有超過 1 200 萬人被確診患上癌症，死亡人數約 800 萬人。在世界上，癌症是僅次於心血管和意外事故造成死亡的疾病。在我國，惡性腫瘤位居腦血管病和心血管病之後，是三大嚴重疾病之一，所以攻克癌症已是人類的共同願望。現代醫學治療腫瘤有手術、放療、化療，還有其他免疫、雷射、冷凍等方法；中醫方面有用針灸、中藥（外敷、內服）、氣功等方法，這些都可提高腫瘤的臨床療效。

據臨床所見，西醫手術、放療、化療對早中期癌症療效明顯，對於晚期癌症患者，由於體質弱，或者腫塊大，或者剖腹後腫瘤與周圍組織粘連，並有廣泛轉移等失去三種治療方法的患者，中醫藥能夠緩解痛苦、延長壽命、提高存活品質，較前三種為優。儘管比其他國家多有一優勢，但我國惡性腫瘤的死亡人數仍不斷增加，給人們的精神上帶來了巨大壓力。究其原因：一是對癌症認識不夠；二是藥物上不能滿足治療的需要。

現在，以中醫藥理論為基礎，進一步摸索探討其真正的原因，還是一個未知數。中醫藥治療癌症有獨到之處，但也有不足之處。中醫治療癌症是以辨病與辨證相結合，在錯綜複雜中進行調理、攻毒、軟堅、消腫，它有攻邪而不傷正的優點，沒有毒副作用，尤其是對晚期癌症，療效優於西醫。

40餘年來，我透過反覆探索，總結出癌症的病因機理，運用中國醫學辨證施治的原則，根據患者的具體病情，採用活血化瘀、扶正祛邪、以毒攻毒、軟堅散結等多種治療方法，先後為8萬餘名癌症患者進行治療，其中晚期治療癌症有效率達到90%以上。所以，我希望癌症患者堅信癌症是可以治癒的，而非絕症，樹立起與「癌魔」做抗爭的勇氣和信心，積極配合醫生治療，讓美好的生活永遠伴隨在身邊。

總之一句話：癌症並非絕症。

崔扣獅

崔扣獅老中醫肝癌治療經驗

目錄
Contents

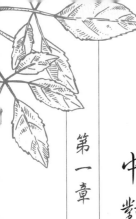

第一章

中國醫學
對肝癌的認識

原發性肝癌多屬於中國醫學的「癥瘕」、「積聚」、「黃疸」、「臌脹」、「脅痛」等範疇。如《靈樞‧邪氣臟腑病形》載：「肝脈微急為肥氣，在脅下，若覆杯。」《難經‧五十六難‧論五臟積病》載：「脾之積，名曰痞氣，在胃脘，覆大如盤，久不癒，令人四肢不收，發黃疸，飲食不為肌膚。」《諸病源候論‧積聚諸病候》載：「診得肝積，脈弦而細，兩脅下痛，邪走心下。」《聖濟總錄‧積聚門》載：「積氣在腹中，久不差，牢固推之不移者」；「按之其狀如杯盤牢結，久不已，令人身瘦而腹大，至死不消」。

總　論

大部分肝癌係由病毒性肝炎、肝硬化演變而成。近年來，肝癌有逐年增多的趨勢，僅就患 B 肝病毒的人數而言，全世界高達兩億多人，據我在臨床治療的肝癌患者中，90%以上的患者有 B 肝病史。如何進一步提高治療肝

病的臨床療效、預防肝病的發生與傳播及保障人類的身體健康，已是世界醫學界面臨的重大課題。

中醫學在長期醫療實踐中對肝病的預防和治療積累了豐富的臨床經驗，許多行之有效的方法，對於促進肝病患者早日康復，減輕患者的痛苦，發揮著極為重要的作用，至今仍有效地指導著中醫臨床。尤其是近年來，透過廣大醫務工作者的不懈努力，無論是基礎理論的研究方面，還是各種方法的進一步總結提高，均取得了矚目的進展，受到了世界醫學界的廣泛關注。大量的臨床實踐經驗和研究結果表明，中醫藥對於肝病的防治方法極為豐富，臨床療效切實、可靠。因此，系統地總結中醫藥防治肝病的古今研究成果，全面地反映國內外運用中醫藥防治肝病的研究前沿狀況，認真地探索中醫藥防治肝病的基本規律，對於推動中國傳統醫學事業的發展、創立我國防治肝病的獨特醫療體系，勢必會起到促進作用。

這裏需要說明的是，中醫與西醫是兩套完全不同的醫學理論體系，它們是在不同的歷史條件下形成和發展起來的，因此，二者對人體生理、病理等方面的認識存在著較大的差異。例如，關於肝的解剖部位及形態，中西醫的認識大同小異，但在具體功能活動方面則有區別。西醫學認為肝臟是人體的重要代謝器官，它幾乎參與體內一切代謝過程，如分泌、排泄、解毒及各種物質代謝等，膽道系統與肝的關係最為密切。然而，中醫學則認為肝主疏洩，調暢氣機，以利於食物的消化吸收；同時，調暢情志，促進氣血津液的運行及藏血等。

關於肝病的概念，中醫一般將「黃疸」、「臌脹」、「脅

崔扣獅老中醫肝癌治療經驗

痛」、「中風」、「眩暈」等統稱為「肝病證」，而西醫學則將慢性肝炎、肝硬化、膽系感染等都稱為「肝病」。西醫的一種肝病可分屬於多種中醫肝病之中，如肝硬化可以根據臨床表現不同而歸類於臌脹、脅痛、黃疸或積聚病中。一種中醫肝病可分屬於多種西醫肝病中，如黃疸可發生於急慢性肝炎、肝硬化、肝癌等病程中，同時還可出現於其他疾病過程中，其關係甚為複雜。為了突出中醫的優勢，適合臨床工作者的實際情況，故本書所指的肝病是從中醫角度而言，是在肝癌防治方面的純中醫藥辨證論治。

第一節
肝病中醫防治體系的初步形成
（戰國至秦漢時期）

醫學史告訴我們，有了人類，就有了認識和防治疾病的意識活動。早在遠古時期，人類為了免遭自然災害與各種疾病的侵襲，常採取一些簡便易行的方法醫治疾病。《周禮》曾載有「四時流行病」和「五毒」之藥；《禮記》曰：「孟春行秋令，則其民大疫；季春行夏令，則民多疾疫」等。春秋以前，人類對於肝病的認識與防治不太深入詳細，有關肝病的文獻記載亦不多見。

肝病中醫防治體系的初步形成，主要是在戰國至秦漢時期。這一歷史階段，人類由奴隸社會過渡到封建社會，政治、經濟、科學文化水準逐步提高，促進了中醫藥的發展。《黃帝內經》、《傷寒雜病論》等經典著作的相繼問世，使得人們對肝病的認識由單純的實踐經驗上升到理論

的高度，並以此來指導臨床實踐。

一、《黃帝內經》奠定了肝病的理論基礎

《黃帝內經》為我國醫學寶庫中現存成書最早的一部醫學典籍，約成書於戰國前後，該書對「黃疸」、「脅痛」、「臌脹」等病的臨床發病機理與特徵進行了較系統的論述，初步奠定了中醫藥防治肝病的理論基礎。

1. 黃疸

「黃疸」之名，始見於《素問・平人氣象論》：「溺黃赤、安臥者，黃疸……目黃者，曰黃疸。」《靈樞・論疾診尺》詳細地描述了「面色微黃」、「齒垢黃」、「爪甲上黃」以及「不嗜食」、「安臥」等黃疸病的常見症狀。

書中不僅闡述了「濕熱相搏」的主要發病機理，而且討論了「風寒客於人」後因未能及時治療，遞經臟腑傳變而發黃的病理機轉，提出「可按」、「可藥」、「可治」的治療原則。同時，《內經》還認識到黃疸的形成與肝、脾、腎三臟功能失調密切相關。

2. 臌脹

《靈樞・水脹》指出：「臌脹……腹脹身皆大，大與腹脹等也。色蒼黃，腹筋起，此其候也。」

《素問・腹中論》認為腹脹「病心腹滿，旦食則不能暮食……一劑知、二劑已」，並對本病的病因病機、臨床表現及治療作了簡要介紹。

3. 脅痛

《素問・臟氣法時論》載：「肝病者，兩脅下痛引少腹，令人善怒」；《靈樞・五邪》載：「邪在肝，則兩脅中

痛」；《靈樞・經脈》及《靈樞・脹論》提出，除了肝病能引起脅痛外，膽腑病變亦能引起脅痛，謂「膽脹者，脅下痛脹，口中苦，善太息」。

4. 積聚

首見於《內經》。《靈樞・五變》載：「人之善病腸中積聚者……皮膚薄而不澤……如此，則腸胃惡，惡則邪氣留止，積聚乃傷。」《內經》認為其病因病機主要由外侵入及內傷憂怒，以致血氣稽留、津液澀滲、著而不去，漸積而成。《素問・至真要大論》則提出了「堅則削之」、「積者散之」的治療法則，頗具臨床指導意義。

二、《傷寒雜病論》確立了肝病辨治的基本法則

如果說《內經》主要是從理論上對常見肝病進行了總結和闡述，那麼東漢末年張仲景編著的《傷寒雜病論》則是將《內經》有關理論與臨床實踐緊密結合起來，從而確立了肝病辨證論治的基本法則，開創了肝病運用中醫藥治療的先河，基本理法方藥至今仍廣泛地指導著中醫臨床實踐。

1. 黃疸

張仲景的《傷寒論》、《金匱要略》對外感發黃與內傷發黃均有較深入的研究。在病因病機方面，認為「濕熱在裏」「寒濕在內不解」以及「火劫其汗」，致使「兩陽相薰灼」，飲食失節（飲酒過度）而致胃熱脾濕；勞役縱慾而致脾腎內傷，是內傷發黃的主要原因。其中，濕邪為本，謂「黃家所得，從濕得之」。鑒於此，仲景將其分為「谷疸」、「酒疸」、「女勞疸」、「黑疸」及「傷寒發黃」

等不同病證，分述其辨證要點，提出了「諸病黃家，但利其小便」等治療法則，創製了清熱利濕、瀉熱通腑、發汗湧吐、和解表裏、活血化瘀、建中溫補諸法，並且擬定了與之相符的茵陳蒿湯、梔子大黃湯、茵陳五苓散、麻黃連翹赤豆湯、柴胡湯、小建中湯等治療方劑。從此，黃疸病的治療有法可循，有方可用，理法方藥漸臻完備。

2. 臌脹

《金匱要略·水氣病脈證並治》雖無「臌脹」之名，但有心水、肝水、脾水等之說。其中，肝水的症狀是「腹大，不能自轉側，脅下腹痛……小便時通」；脾水的症狀是「腹大，四肢苦重……小便難」。其所記載的臨床特徵與「臌脹」相同，並明確提出肝、脾、腎等臟腑功能障礙是本病的主要發病機理，為本病的治療提供了理論依據。

3. 積聚

《金匱要略·五臟風寒積聚病》根據《難經》之義，提出「積者，臟病也，終不移；聚者，腑病也，發作有時，輾轉痛移」。另在《瘧病》中提出了「癥瘕」的概念，謂「瘧久不解，結為癥瘕，名曰瘧母……宜鱉甲煎丸」，該方為治療肝硬化等肝病的常用方。

三、《神農本草經》創立了肝病防治的藥性理論

漢代《神農本草經》一書，為我國現存最早的中藥學著作，書中記載了許多治療肝病的藥物，可謂奠定了肝病中醫治療的藥物學基礎。

1. 清熱祛濕類

該書認為，歸經肝、膽、脾、胃的茵陳蒿，功可攻逐

「風寒濕熱邪氣，熱結黃疸」。黃芩主諸熱黃疸；黃柏主五臟腸胃中結熱、黃疸、腸痔、洩痢等；苦參主心腹氣結、癥瘕積聚、黃疸、溺有餘瀝，逐水、除癰腫。

2. 行氣活血類

柴胡主心腹，去腸胃中結氣，輕揚之體，能疏腸胃之滯氣。飲食積聚，疏腸胃之滯物。寒熱邪氣，驅經絡之外邪。推陳致新。木香治九種心痛，逐諸壅氣上衝煩悶。丹參主心腹邪氣，兼寒熱積聚，破癥除瘕。桃仁主瘀血；蟅蟲主心腹寒熱，血積癥瘕、破堅、下血閉等。

由於戰國至秦漢這一歷史時期，《內經》從理論上對肝病作出了重要貢獻，《傷寒雜病論》將《內經》的理論見解與臨床實踐有機地結合起來，而《神農本草經》則從藥性理論方面對肝病防治作出了重要貢獻，因此可以認為這一歷史時期是肝病中醫防治體系的初步形成階段。

第二節
肝病中醫防治方法的不斷充實
（晉唐至明清時期）

秦漢以後，隨著醫家對「黃疸」等病的不斷深入研究，防治肝病的臨床經驗不斷豐富，肝病的中醫防治體系得以充實和發展。

一、晉唐時期的主要成就

晉唐時期的主要貢獻在於當時的醫家對肝病的病因、病機有了進一步的認識，在診斷及治療方法方面有所創新。

1. 黃疸

東晉·葛洪《肘後方》載述了病人「溺白紙，紙即如藥染者」即為「黃疸」。唐·王燾《外台秘要》則引《必效》中「每夜小便中浸白帛片，取色退為驗」的「比色法」作為判斷「黃疸」的方法，此乃世界醫學史上對「黃疸」用實驗手段檢查和診斷的最早文獻記載，實在是難能可貴。晉·皇甫謐《針灸甲乙經》中專篇討論了「黃疸」的配穴方法，為後世應用針灸治療「黃疸」提供了重要的參考資料。

隋代巢氏《諸病源候論》將「黃疸」病分為 28 種病候，並認識到「卒然發黃，心滿氣喘，命在頃刻」的「急黃」是由「熱毒所加」而致。唐代孫思邈《千金方》則進一步指出「凡遇時行熱病，多必內瘀著黃」，對重症黃疸的傳染性、臨床發病特點又有所認識，並提供了相應的防治方法，創製了大茵陳湯（茵陳、黃柏、大黃、白朮、黃芩、花粉、甘草、茯苓、前胡、梔子、枳實）；茵陳蒿丸（茵陳、甘遂、當歸、蜀椒、杏仁、大黃、半夏、葶藶子、茯苓、乾薑、枳實、白朮）等清熱退黃的有效方藥，至今還在臨床沿用。

2. 臌脹

臌脹，在晉唐時期又稱「水蠱」、「蠱脹」等。如《肘後方》說：「唯腹大，動搖水聲，皮膚黑，名曰水蠱。」該書還首次介紹了放腹水的治療方法。

3. 脅痛

隋唐時期，一些醫家已認識到「脅痛」可發生於「黃疸」、「臌脹」、「積聚」等病證過程中，常與肝氣鬱結、

氣滯血瘀、濕熱內蘊有關，大多主張採取行氣解鬱、活血化瘀、清熱利濕等多種方法治療。

4. 積聚

《諸病源候論‧積聚病諸侯》對「積聚」的病因、病機有較系統的認識，認為該病主要由正虛感邪所致，發病有一漸積成塊的過程，即「諸臟受邪，初未能為積聚，留滯不去，乃成積聚」，活血化瘀、扶正祛邪是本病的關鍵治療方法。

二、宋元時期的重要貢獻

宋元時期，隨著中醫各流派的產生，學術爭鳴的開展，人們對肝病的認識再一次有了新的突破，發現肝病「黃疸」具有傳染性，主張採取一定的隔離措施進行預防。而且，防治方法也有所創新和發展，各有特色，從而提高了肝病的臨床防治效果。

1. 黃疸

宋元以後，諸醫家對肝病「黃疸」的分類經歷了一個由博返約的過程，對脈因證治的認識不斷深化和完善。如宋《太平聖惠方》論述了「三十六黃」的不同症候及其辨證施治；《聖濟總錄》列載了「九疸」、「三十六黃」，把主證黃疸列為「急黃」，其中既有歷代醫家獨到見解，亦有不少名不見經傳者，凡是有關「黃疸」各種病因及臨床特徵均概括在內。

宋‧韓祇和《傷寒微旨論》除了論述「陽黃」證外，還首次設《陰黃證篇》，謂「傷寒病發黃者，古今皆為陽證，治之往往投苦寒之類⋯⋯無治陰黃法及藥」，結合自

身臨床經驗，詳述陰黃的成因（如由陽黃服用苦寒下藥太過而轉化成陰黃）、辨證施治方法，並根據仲景「廣寒濕中求之」之說而制定了茵陳茯苓湯、茵陳四逆湯等溫裏散寒、祛濕化瘀退黃方藥。從此，治療陰黃有法可循，有方可用。可以說，宋元之際，「陰黃」證的深入探討和研究、辨證施治規律的形成，乃是中醫藥治療「黃疸」等病的一重大突破。

2. 臌脹

金元四大家對「臌脹」的病因、病機各有發揮。如劉完素《河間六書》中提出主要由邪熱內侵、氣機壅滯所致，「是以熱氣內鬱，不散而聚，所以叩之如鼓也」。同時，黃疸與肝、脾、腎功能失調密切相關，因而用攻邪法時，須時時顧護正氣，不可攻伐太過，因「此病之起，或三五年，或十餘年，根深矣，勢篤矣，欲求速效，自求禍耳」。李東垣《靈蘭秘典論》中提出本病「皆由脾胃之氣虛弱，不能運化精微而制水穀聚而不散而成脹滿」，治療主張「扶脾益胃，以制水濕」，常用中滿分消湯（六君子湯加厚朴、枳實、黃芩、黃連、知母、砂仁、乾薑、澤瀉、薑黃）等方法治療。《朱丹溪心法·臌脹》指出：「七情內傷，六淫外侵，飲食不節，房勞致虛，脾土之陰受傷，轉輸之官失職……清濁相混，隧道壅塞……逐成脹滿」，此實屬見地之論。這些不同學術見解，為臌脹的辨證診治提供了理論依據。

3. 脅痛

金代張子和《儒門事親》載：「夫一切沉積水氣，兩脅刺痛，中滿不能食，頭目眩者，可用茶調散，輕湧訖冷

涎一二升，次服七宣丸則癒矣。」關於這方面的論述較多，這裏不一一列舉。

4. 積聚

宋·嚴用和《濟生方》強調了積聚發病與七情有關，行氣活血當為主要治法，所製香棱丸、大七氣湯一直沿用至今。金元時期之《活法機要》認為積聚的產生與正氣不足也有關係，因此活血化瘀消癥時應適當加扶正固本藥。

《衛生寶鑑》中用以治療積聚之方較多，理氣導滯、活血消積的藥品在處方中所占比重比唐宋以前的方劑明顯增加，並把三棱、莪朮作為治療積聚癥瘕的主藥，如荊蓬煎丸（三棱、莪朮、木香、青皮、茴香、枳殼、檳榔）即是。

🍃 三、明清時期的重大進展

明清時期，中醫對「黃疸」、「臌脹」等病的病因病機及防治方法又有了進一步的發展，突出體現在以下幾個方面：

1. 病因病機的深入探討

明代《景岳全書》、清代陳士鐸《辨證錄》、葉桂《臨證指南醫案》等書充分認識到「黃疸」的形成常與濕熱蘊結（**熱毒熾盛**）、肝膽瘀熱、脾胃虛寒等因素有關，再次分述了「膽黃」，即「黃疸」的形成與膽汁外溢肌膚有關。如《臨證指南醫案》指出：「膽液為濕所阻，漬於脾，浸淫肌肉，溢於皮膚，色如薰黃」，「瘀熱在裏，膽熱液洩」；沈金鰲《雜病源流犀燭》載：「又有天行疫癘，以致發黃者，俗謂之瘟黃，殺人最急」，並發現這類病人

起病急遽，病情生篤，具有較強的傳染性，常併發出血、神昏譫語等危候。明代皇甫中《明醫指掌》載：「瘀血發黃，則發熱，小便自利，大便反黑。」清代李用粹《證治匯補》載：「疸毒衝心，如狂喘滿，腹脹。」各家見解，都為本病防治工作提供了理論依據。

《景岳全書》曾對「臌脹」病名作了十分恰當的解釋，即「臌脹，以外堅滿而中空無物，其象如鼓，故名臌脹。又或以血氣結聚，不可解散，其毒如蠱，小名蠱脹。且肢體無恙，脹唯在腹，故又名為單腹脹。」

清代《醫碥》認為本病雖有氣臌、血臌、水臌、蟲臌之稱，但氣、血、水三者常同時存在，僅有主次之分，而非單獨為患，曰：「水、氣、血三者，病常相因，有先病氣滯而後血結者；有先病血結而後氣滯者；有先病水腫而後血隨敗者。」

從臨床實際出發，根據病因病機不同，將「脅痛」分為外感與內傷兩類，其中內傷者為多見。《證治匯補》在《古今醫鑑》的認識基礎上補述了「脅痛」的病理機制：「因暴怒傷觸，悲哀氣結，飲食過度，風冷外侵，跌仆傷形……或痰積流注，或瘀血相搏，皆能為痛。」

清代《醫林改錯》強調，積聚之成無不與瘀血相關，謂「氣無形不能結塊，結塊者，必有形之血也。血受寒則凝結成塊，血受熱則煎熬成塊」。所以，無論是脅痛還是其他部位的積聚，均用「膈下逐瘀湯」活血化瘀消癥。

2. 診治方法不斷創新

對陽黃的治療又增補了新的方藥。對於陰黃，清代《醫學心悟》又製「茵陳朮附湯」，至今仍沿用於臨床。

各家都在總結經驗，提高理論依據，尤其是在方藥上千變萬化，創出了一套完整的治療方法。

明清醫家對於「臌脹」有其各自的獨特見解，處於百家爭鳴的新階段，都在深入研究，並且隨症加減，隨症辨施治療法則。更主要的是，重點發揮了「扶正祛邪、活血化瘀、清利消脹、理氣消脹」，結合「臌脹」的實證與虛證，擬定了不少有效的法則與方藥。

《景岳全書》認為：「脅痛之病，本屬肝膽二經，以二經之脈，皆循脅肋故也」，診斷當分虛實，以及在氣在血之不同，謂「但察有形無形可知矣」，所製「柴胡疏肝散」一方，至今仍為治療脅痛的要方。明‧李梴《醫學入門》亦指出：「脅痛本是肝家病……實者，肝氣實也，痛則手足煩躁不安臥，小柴胡湯加芎、歸、白芍、蒼朮、青皮、龍膽草，或者黃連丸；虛者，肝血虛也，痛則悠悠不止，耳目瞶，善恐，如人將捕，四物湯加柴胡梢，或五積散去麻黃，加青木香、青皮。」

《臨證指南醫案》對脅痛之屬久痛入絡者，善用辛香通絡、甘緩理虛、辛洩化瘀等法，立法選方用藥，可謂匠心獨運，對後世頗具影響。

明‧戴元禮《證治要訣》認為：左右脅下出現包塊，固定不移，即是積聚。明‧王肯堂《證治準繩》提出治療本病當分早期、中期、晚期等三期，早、中期當以祛邪為主，晚期當攻補兼施，此實屬經驗之談。

《景岳全書》亦認為：治療積聚關鍵是攻補得法，「而攻補之宜，當於孰緩孰急中辨之。凡積聚未久而元氣未損者，治不宜緩，蓋緩之則養成其勢，反以難治……速攻可

也」;「若積聚漸久，元氣日虛」，則以扶正為主，不可攻之太過。攻法多用活血化瘀、消癥散結、清熱解毒之法。扶正多用益氣固本之品，治此病用三棱丸（三棱、莪朮、青皮、麥芽、半夏）。王清任所創「膈下逐瘀湯」至今仍用於臨床。

此外，如《本草綱目》、《本草述》、《本草備要》、《醫方集解》、《本草綱目拾遺》等對「黃疸」、「臌脹」、「脅痛」等常見肝病防治，都闡述了許多有實用價值的見解，充實了肝病中醫防治的理論依據。

第三節
肝病中醫防治體系的逐步完善
（民國時期至今）

1911 年至 1949 年期間，由於帝國主義的侵略和國民黨政府對中醫藥事業的歧視，加上當時衛生事業的落後等原因，這一歷史階段中醫在肝病防治工作方面幾乎沒有發展。

新中國成立以後，尤其是 20 世紀 70 年代以來，隨著我國醫藥衛生事業的迅速發展，疾病防治水準的不斷提高，肝病防治工作得到各級政府和我國醫學界的高度重視，從而使中醫藥在肝病防治方面取得了前所未有的進展。

如前所述，中醫是在不同的歷史條件下產生和發展起來的，各有獨到之處，這是我們中國五千年文化的結晶，尤其在肝病的預防和治療方面，中醫優於西醫。

崔扣獅老中醫肝癌治療經驗

一、採用中醫藥防治肝病的發生及發展

為了防止病毒性肝炎等病的流行，政府及廣大人民群眾積極開展衛生運動，加強對幼兒園、學校、工廠等集體單位的飲水衛生消毒，做好管水、管糞及滅蚊蠅等工作，同時結合歷史醫家預防疫病流行的經驗，大力推廣中醫藥預防肝病的傳播，不僅對肝炎病注重未病先防，而且亦開展既病防變的防治工作。

不治已病，重防未病。在20世紀50年代，國內部分地區發生肝病流行時，中醫曾運用茵陳、板藍根、大青葉、虎杖、黃芩等煎湯進行大面積預防和治療，獲得了良好效果。20世紀60～70年代，中藥湯劑發展到丸劑、散劑、沖劑等多種劑型。各地先後報導運用肝防II號丸（板藍根、花斑竹、茵陳、大棗）、茵陳合劑（茵陳、路邊荊、田基黃、敗醬草、甘草）、B肝預防丸（板藍根、地丁、茵陳、夏枯草、黃芩、柴胡、甘草）對本病的控制及進一步流行起到了良好的預防效果。

各地用針灸療法對近期接觸過肝炎患者的人進行預防，實踐證明具有一定效果（針灸足三里、太衝、肝俞等穴），主要是增加機體免疫功能，從而阻止了肝炎病毒對機體的損害。

二、開展中醫藥防治肝病的基礎研究

20世紀60年代初，國內開展中醫藥防治肝病的基礎研究（主要研究常用方藥及藥理）；70～80年代，尤其是80年代以來，基礎研究進展迅猛，並取得了一些成果。

1. 藥物方面

對肝病單味藥研究較多，主要圍繞三大方面進行：

一是研究對肝病病毒有抑制作用的中草藥，如黃耆、大青葉、茵陳、虎杖、大黃、板藍根、黃柏等；

二是觀察對機體免疫功能有影響的中草藥，如人參、黨參、五味子、首烏、女貞子、枸杞子、魚腥草等；

三是總結對肝功能有改善作用的中草藥，如一致公認有效果的五味子、靈芝、黃耆、柴胡、當歸、丹參、黃芩、連翹、板藍根、茵陳等。

30多年來，我自己透過臨床應用觀察，不斷總結和積累經驗，發現對肝硬化、肝癌、膽管癌等病具有較好作用的中草藥有丹參、虎杖、當歸、莪朮、半枝蓮、白花蛇舌草、鱉甲、水蛭、赤芍、金錢草、雞內金、蜈蚣等。

2. 方劑方面

我在治療肝癌、膽管癌、膽囊癌方面，精選古方，結合現代臨床，古方今用，進行研究，如自製歸耆抗癌大補湯（當歸、生黃耆、黨參、茯苓、土茯苓、赤芍、莪朮、首烏、八月札、川楝子、生地黃等，可根據症情加減），臨床上取得滿意的療效。

自古以來，中華民族逐步掌握了許多行之有效的防治方法與方藥，積累了防治肝病的經驗。但也必須看到，由於肝病中醫防治體系的形成經歷了相當漫長的歷史時期，它必然存在著時代的侷限性，加上一些主觀因素，依然存在著一些亟待解決的課題。因此，我們既要看到中醫藥防治肝病的優勢，亦不能忽視所存在的不足，只有這樣，才能進一步促進肝病中醫藥防治體系的發展和完善。

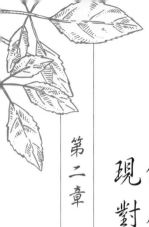

第二章

現代醫學
對肝癌的認識

　　肝癌有原發性和繼發性兩種。由於肝臟接受肝動脈和門靜脈系統的血液供應，身體各部的原發性癌細胞皆可透過血液循環進入肝臟，此外，亦可經過淋巴循環或直接侵襲肝臟而形成繼發性肝癌。

　　這裏討論的是原發性肝癌。

　　原發性肝癌是以肝細胞或肝內膽管細胞發生的癌瘤，它是惡性程度很高的一種癌症，臨床上以肝臟進行性增大、疼痛、黃疸、腹水、出血、甲胎蛋白陽性等為主要表現。

　　原發性肝癌在我國比較多見，部分地區發病率較高，任何年齡均可發病，臨床以 30~50 歲者較多，男性比女性發病率高。由於此病發展快、症狀複雜，治療效果不太理想，因而死亡率很高。

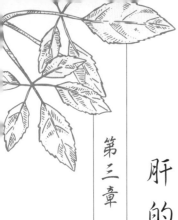

第三章　肝在人體內的主要功能

　　肝在右脅下，其經脈與膽相連接，它的主要功能是主全身血液的貯藏與調節，主全身筋骨關節運動，又主精神、情志的調節功能。

　　《內經・靈蘭秘典論》曰：「肝者，將軍之官，謀慮出焉。」這段經文說明肝在人體中的重要性，也說明了它的性格是喜條達而惡抑鬱，然惡抑鬱也不可太過，太過則病。

　　例如：肝氣太過，肝陽上亢，會使人性格改變，易躁、易怒；反之，肝氣不足而失去剛強之性，則使人膽怯恐懼。所以說，肝與情志、精神的調節功能有密切的關係，特別與鬱證的關係更為重要。

　　肝主藏血，也就是現代醫學所說的「肝是人體中最大的腺體，它位於腹上區，有代謝、貯藏糖原、解毒、分泌膽汁及吞噬、防禦等重要功能」；「肝有貯藏血液、調節血液及疏散宣洩的功能」。

　　這就說明肝在人體中，不單純貯藏血液，還有調節、解毒、分泌膽汁的重要功能。

如果肝氣鬱結，會使肝臟功能受到影響，解毒及調節功能低下或失司，則會使血液裏的毒素輸布全身，再加上外在六淫的侵襲，其毒便乘虛而作。

　　若機體中某一臟腑防禦功能減弱，其毒素就會在某個臟腑器官蓄積而形成腫塊，因此說，腫塊形成的主要原因是瘀毒所致。

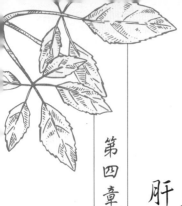

第四章　肝癌病因

原發性肝癌的病因迄今尚未完全明瞭，中國醫學認為肝癌的發生多因情志不暢、飲食內傷致肝脾受損，氣機阻滯，瘀血內停，濕、鬱、熱毒蘊結，日久漸積而成。

第一節　常見病因

凡導致人體正常機能狀態紊亂和破壞的各種原因，即是病因。中醫對病因的認識，除探求任何可能作為致病原因的自然和社會因素外，往往注重「辨證求因」，即根據臨床症狀，進行「八綱辨證」，用「陰陽五行」理論來分析，以推求病因。如對七情六慾、六淫、痰飲、血瘀、內生五邪等病因的認識，這是中醫病因學的獨特之處，也是中醫認識肝病病因所必須遵循的基本方法。

肝病病因甚為複雜，尤其是肝癌的病因更為複雜，但與 B 肝、C 肝、肝硬化的「轉變」是有密切關係的，臨床上常呈現出不同的病因特徵，因此在臨床實踐中要詳辨、

詳察、詳詢，仔細分析症候，方可準確找到其發病原因。

　　臨床總結肝癌多為情志、內傷、嗜酒過度、膏粱厚味等因素所致，但在這裏我要特別強調的是：外因的風、寒、暑、濕、燥、火都是誘因，從而為臨床立法選方用藥提供理論依據。

一、情　志

　　中醫學把人體各種情志變化歸納為「喜、怒、憂、思、悲、恐、驚」七種，簡稱：七情。在正常情況下，七情只是人們對外界各種刺激所產生的情感反映，一般不具有病因意義。只有當某種情緒過激、過頻或持續不解，或突然遭受沉重打擊，則成為導致臟腑氣機失調而致癌的主要因素，才視為病因。與肝癌有密切關係的主要有「怒」和「思」兩種。

　　怒，多指因周圍事物所呈現的狀況與個人意志或心境發生急遽衝突，激起個人精神受到嚴重刺激或打擊時，對此作出強烈心理反應的一種情緒表現。凡稟性剛強壯實、自尊心強的人易發生，一般有鬱怒和暴怒之分。怒為肝之志，肝性喜條達，主疏洩，為一身氣機之主司，故鬱怒和暴怒之變化均可致氣機受病，其中鬱怒主傷肝臟條達之性，影響其正常疏洩之功，從而導致氣滯血瘀的病理變化。若肝氣鬱結，橫逆脾胃，可致肝脾不和，症見腹脹、脅痛、倦怠、大便不調等。

　　思，亦可分憂思和思慮兩種。憂思多指所思事物在客觀上難以如願，或指憂思之事在客觀上無能為力（如身體疾病久治不癒或者對遠方親人生活處境的思忖），此情日

久可致脾胃氣機鬱結；思慮多指所思之事雖客觀上可能實現，但暫時條件不具備而思慮過度，日久常可傷脾，亦可暗耗心血，肝鬱而脾受侵，導致脾鬱失運，濕瘀互結而成癥瘕，在肝癌中是常見的病因病機。

二、飲食不節

適量的飲食是維持正常生命機能的基本保證，然若飲食失控，如飲食不節或不潔、飲酒過度、偏食等都可成為多種疾病從口而入的主要途徑。飲食不節與飲食不潔是兩個概念，飲食不節是自身不能節制飲食，嗜酒過度或者過量嗜食油膩的食物；不潔是指進食帶有寄生蟲、病毒、不潔淨的食物。對於飲水及食品衛生管理不嚴，加之病從口入的意識不強，任何未經過洗滌或消毒的食物，均可致肝臟多種疾病發生，如肝炎、肝膿腫等。

三、痰　飲

痰飲是臟腑功能失調所產生的一種病理產物，因其停積體內可引起各種病症的發生，故視作繼發性致病因素之一，是中醫學特有的病因病理概念。凡外感六淫、情志內傷、飲食不節、勞倦太過或感染疫毒等原發致病因素，均可導致肝、脾、腎、三焦等臟腑生理功能失常，水液代謝紊亂，而形成痰飲。

痰飲分而言之，則「稠濁為痰，清稀為飲」。飲指蓄積停聚於體內而被氣化和排泄的水液，臨床上若飲停中焦，則脾陽失運，症見納少腹瀉、腸鳴等；如飲結於腸間，可見腹滿、口舌乾燥之症；飲若聚於腹，便為腹水；

飲若停胸脅，即為懸飲（胸水），如肝硬化腹水或併發胸水，當以飲邪為病論之。

痰較飲為稠濁，多因飲停積日久又為火熱煉灼而成，痰濁混雜於血氣間，隨氣血行而無處不至。若上擾，則眩暈困蒙；痰蒙蔽心竅，則神情呆滯或昏蒙；壅阻於肺，則咳喘較多；凝結於肌膚為痰核、瘰癧。總之，其所到之處而變生諸證，常於肝昏迷、肝癌、肝結核之淋巴結腫大等病證中可見。痰濁性膩而黏，若膩滯胸脅阻礙氣機升降之道，在肝病中則可見脅肋脹滿、肝區疼痛等；若黏膩氣血，使血行緩慢，而致痰濁瘀血互結的病理改變，如肝癌、肝硬化、膽腫瘤等可因此而致。

四、瘀　血

瘀血是脈道不暢、血質污濁、血液緩慢以及血液瘀積等概念的總稱。各種致病因素均可導致瘀血的形成，而瘀血停滯體內又可引起各種不同病證，作為繼發性致病因素，為肝病最常見的病因之一。

由於瘀血具有污穢渾濁、滯澀不暢、停蓄瘀積等病理特點，故其為病常表現為易阻氣機、瘀塞脈道、蓄積成塊、內攻心神之特點。氣鬱是氣機不暢的根本原因，氣機不暢又是血液瘀滯的主要原因，而瘀血一旦形成亦可導致氣機鬱滯，故臨床上多見有氣滯血瘀或血瘀氣滯之證。

血瘀氣滯表現為肝區劇痛、刺痛等；若瘀血阻滯氣機，陽氣鬱遏不得伸，日久則化而為熱，臨床除見瘀象外，可並見午後低燒、五心煩熱等。如肝癌所見低燒，主要原因是瘀血而致。

第二節　病理特點

病理即疾病發生、發展與變化的機理，亦稱病機。中醫學有關病機的理論，無論是基本病機的邪正抗爭、陰陽失調、表裏出入、氣機失常，還是臟腑、經絡、氣血、津液等具體病機，幾乎全部可體現在肝病中。肝病的病理特點主要有以下幾種：

一、肝主疏洩，氣機失司

肝主疏洩的功能，主要是疏通氣血、調節情志，促進膽汁的分泌、排泄，以幫助脾胃的運化。凡由鬱怒所傷，均會導致脾胃功能低下，濕鬱阻遏而化熱等均可使肝失疏洩、氣機失常，引起一系列病理改變。

如肝氣鬱結，木失條達，使膽汁分泌減少或排泄不暢而導致脾胃運化功能失調，氣機升降失常，往往可見納呆、噯氣、腹脹、倦態、精神不振、乏力等症。若膽汁排泄受阻，淤積而泛溢肌膚，則發為「黃疸」。

肝鬱氣滯，氣滯血瘀，肝失疏洩，進而形成痰瘀互結乃成包塊。濕熱、痰瘀互結致肝區疼痛、黃疸，臨床肝癌患者屢見不鮮。

肝調節情志，可使人情緒保持相對穩定，既不亢進亦不抑鬱。若肝失其疏洩、調節之能，其中如疏洩太過則表現為性情急躁，易激動，易動肝氣；而疏洩不及，便可見情緒抑鬱、心志低沉等。所以，肝癌患者與情志變化有較大關係。

二、肝病易累及多臟，尤易侵及脾

人體是一個有機整體，任何一臟發生病理變化，都會影響其他臟腑功能，肝病尤其如此，肝癌更是如此。按照五行生剋規律，肝屬木，為腎水之子，而為心火之母，木能剋脾，而受肺金來制。

所以，若肝有病就會影響其他臟腑。只有各臟腑之間相互生剋、相互制約、相互協調來保持人體的陰陽、氣血、津液的平衡，才能有一個健康的身體。

陰陽五行代表著五臟，五行之間相生相剋、相乘相侮。例如生理上腎水生肝木，而病理上就可能會母病及子或子病及母。若肝有病會引起腎發生病證，此即子病及母。因肝腎同源，如肝腎綜合徵一病，肝癌影響腎功能，故臨床除見肝病症狀外，還可見少尿或無尿的腎病症狀，此為中醫肝病及腎，也可以說子奪母氣，腎功能致虛而少尿或無尿，如肝癌晚期可出現陽痿、閉經等腎虛不足之證。

在正常情況下，肺金可以剋制肝木，使其不致太過，若肝病有餘，肝癌病就是多實而有餘，反而易致肝木反侮肺金的病理變化，臨床上就可出現肺病的某些症狀，如咳嗽、氣急、少痰等。肝木為心火之母，若母病會導致子病，肝癌患者可見心悸、失眠、多夢、神昏等症。

肝脾同居中焦，但脾胃的運化有賴於肝的疏洩功能，故肝病易致脾病。若肝鬱犯脾，脾失升清則泄瀉，濁氣不降則腹脹。肝實脾虛，脾失運化則納少便溏、倦怠乏力。多數肝癌患者的脾都腫大，因肝實脾虛不運、濕阻中焦所

致等。肝病傳脾、肝脾同病的病理特點在肝癌中表現最為突出。

三、肝癌是虛實夾雜、本虛標實

虛實即指虛與實的證，是中醫學特有的病理概念。凡是人體由於外感受邪或體內病理產物蓄積所致的病理變化即為實；凡是人體由於正氣虛弱引起的病理改變即為虛。

虛與實在肝癌病臨床上並無明確界限，往往是虛實夾雜、虛中有實、實中有虛，或者由虛致實、因實致虛，從而表現為虛實夾雜的病理特點。

肝癌患者早、中期多表現為邪實為主，兼見體虛的病理特點，如濕熱蘊結之黃疸、濕瘀相結之肝癌腫塊等。然而，癌腫發展的過程也就意味著各臟腑會受到影響，而致體虛、本虛、邪實、標實、氣陰易傷等。

四、痰瘀互結，癥積乃成

肝癌按照中醫的認識，均屬於「黃疸」、「積聚」、「癥瘕」的範疇，大多數肝癌是由肝鬱氣滯、氣滯血瘀、木鬱脾濕不運、濕熱為痰、痰瘀互結於肝而成。

邪毒外感、飲食失宣、七情內傷等可致肝病，而肝病易致脾運失司，水濕停聚則生痰濁，肝鬱失其疏洩、調暢氣血之功，則可形成氣血痰瘀的病理改變。痰濁性膩而黏，若停蓄於肝，與氣血相互搏結，久則可形成以痰為主的癥積。瘀血之性滯澀，又可阻氣血運行，瘀血、痰濁、邪毒三者互結而致肝癌腫塊，逐漸暗耗肝臟氣血，致肝區疼痛、上腹脹滿等症。

五、肝癌病情複雜，死亡率高

肝臟在人體涉及病理變化最為廣泛，而且易致病，各種致病因素幾乎均可導致肝病的發生。如肝主藏血，血失歸藏而屢見血證；肝屬風木，肝風內動，易成動風之證；肝主藏魂，魂病及神，而神志失常，多見於肝自身的生理、病理特點，從而決定了肝病在臨床上具有病情複雜的特點。

肝病不僅病情複雜，而且易於多變，如出血、神昏、失眠、亡陽與陰竭等常見症。如果肝不藏血，脾失統血權，臨床可見各種血證。凡熱毒入血，迫血妄行；肝火過亢，灼傷絡脈；瘀血內阻，血不循經；陰虛火旺，血隨火動等，均可導致肝病發生各種血證，肝癌患者多見吐血、鼻衄，最終導致陰竭陽脫而死亡。

第三節　氣與肝癌的關係

1. 氣的生理

「氣」是構成人體最基本的物質。《素問・寶命全形論》云：「人以天地之氣生，四時之法成」，「天地合氣，命之曰人」。氣的生理是藏象學說的重要內容。「氣」是在人體內流動著的，是構成人體及維持生命活動的物質基礎，它是無形而有機的。生理上的「氣」，是腎中精氣、脾胃運化水穀精氣和肺吸入自然界的清氣三者的組合。如《靈樞・脈度》云：「氣之不得無行也，如水之流，如日月之行不休，故陰脈榮其臟，陽脈榮其腑，如環之無端，

莫知其紀，終而復始，其流溢之氣，內灌臟腑，外濡腠理。」

「氣」是一種流動的物質，具有多種功能，是肝臟活動的動力，是人體熱量的來源，能化生食物轉化成水穀精氣，能固攝血液循脈運行，又有生殖與發育人體的平衡作用，還有增強腦力和體力等不可估量的作用。

2. 氣的病理

情志活動必須以五臟精氣為物質基礎，不同的情志變化對臟腑會產生不同的影響。在正常情況下，七情不會使人致病，如果突然強烈或長期持久地受到某一種或多種的情志刺激，就能使臟腑氣血功能紊亂，而成為發病的主要因素。

因為人都在矛盾中生活，難免會有不同的情志不暢出現，一般不會傷體，而過之則會致病。如：怒為肝志，微怒能幫助肝氣發洩，可以防止氣鬱；暴怒則傷肝，肝氣疏洩太過會上逆，肝藏血，肝氣上逆，血隨氣升，則出現嘔逆納差、脅痛、目干、鼻衄、頭眩暈等症。肝鬱氣滯，氣滯血瘀，肝失疏洩，橫犯脾胃，則多使脾抑失運，濕從中生，濕瘀相結，積留肝臟，乃成腫塊。瘀血愈塞，腫塊愈大，出現脅痛加劇，肚痛憋脹；如果熱化，則濕熱燻蒸，膽汁溢於皮膚則成「黃疸」。

肝脾同病，多影響腎臟功能，腎中精氣受損，後天脾運化失常，則形成肝、脾、腎三臟俱病，成為「臌脹」。如《沈氏尊生書‧腫脹源流》所說：「臌脹……或由怒氣傷肝，漸蝕其脾，脾虛之極，故陰陽不交，清濁相混，隧道不通，鬱而生熱，熱留為濕，濕熱相生，故其腹脹

大。」

怒氣傷肝，肝失疏洩，致肝氣鬱結，橫逆犯脾，脾失健運，肝氣亢進；脾虛不運，水濕蓄積。又氣為血帥，氣行則血行，氣滯則血凝，脾主四肢，經絡氣血受阻，氣血不能如環無端地運行於脈內，致四肢及全身形成浮腫。

3. 氣與肝癌

肝癌多屬於中國醫學的「癥瘕」、「積聚」、「黃疸」、「臌脹」、「脅痛」等範疇。正如《靈樞·邪氣臟腑病形》所說「肝脈微急為肥氣，在脅下，若覆杯」，描述了肝癌的病變部位、主要脈象、症狀及體徵。在病因上，多由突然或持續性的情志刺激，致脾氣受抑，氣滯血瘀，濕熱瘀毒內結，久蓄而成。

惱怒傷肝，肝氣鬱結，氣機受阻，血運不暢，氣滯血瘀，凝結成塊。如《靈樞·百病始生》說：「若內傷於憂怒，則氣上逆，氣上逆則六輸不通，溫氣不行，凝血蘊裹而不散，津液澀滯，著而不去，而積皆成矣。」《素問·舉痛論》云：「百病皆生於氣也，怒則氣上，喜則氣緩……」情志過度刺激都能導致人體氣機失調，蓄積成癌瘤，故提出「氣」是導致肝癌形成的主要原因。

第四節　膏粱厚味與肝癌

嗜酒過度，常食膏粱厚味，常食發霉、腐爛食物皆能損傷脾胃，脾失健運，濕濁熱毒內生，蘊結於中，也會導致肝鬱，肝鬱而致血瘀，久而形成肝癌。

在臨床上詢問患者，患者發病初期常常感到疲乏、納

差、胸悶、腹脹，時有嘔惡，時有上腹疼痛，時有右胸脅疼痛，往往多誤診為胃病。反覆多次，治療用藥無效，詳檢發現肝臟腫大，於肋下或上腹部發現腫塊，進一步做各種檢查確診後，已到晚期。

我在臨床中發現，嗜酒過度是導致肝癌形成的重要因素。長期飲酒會形成酒精的積蓄，使肝臟疏洩力減退，也就是解毒力減弱，會使毒蓄而不洩。酒為熱性，易化火，耗傷肝陰，必然導致肝火過亢，疏洩失司，故形成火毒積蓄於肝臟，造成肝體增大，漸成腫塊。

第五節　鬱證與肝癌

鬱證是由於情志不舒、氣機鬱滯所引起的一類病證，主要表現為性情抑鬱、情緒不寧、悲傷善哭、胸脅脹痛、上腹憋脹等多種複雜症狀。

鬱證可分為鬱怒、思慮、悲哀、憂愁等。七情所傷導致肝失疏洩、氣機鬱結、脾失運化、臟腑陰陽氣血失調而發生本病，所以說肝氣鬱結是鬱證最基本的病因病機，鬱證是肝癌的前提。

肝癌中，是鬱證導致氣滯，還是氣滯而致肝鬱，需要明辨。而且鬱證中，不但有肝鬱，還氣鬱、血鬱、濕鬱、痰鬱、食鬱、熱鬱等。故在臨床上遇見的肝癌患者症狀表現是錯綜複雜的，這就需要我們醫生對每一個病人的症狀明察，以辨其特異，辨證施治，才能在理法方藥方面篩選有效的方藥，進行合理治療。

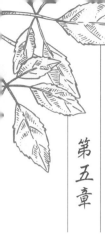

第五章

現代醫學對肝癌病因的認識

一、慢性肝臟疾病

慢性病毒性肝炎、肝硬化、B 型肝炎可能與原發性肝癌有一定的因果關係。國內病理檢查資料顯示，53.9%～85%的原發性肝癌伴有肝硬化，肝硬化演變肝癌的概率為9.9%～16.6%，個別報告高達 39.2%。由此可見，肝癌和肝硬化有密切的關係。

肝硬化中，以病毒性肝炎所致的結節性肝硬化併發肝癌率為最高。

由此看來，慢性肝病都有轉變為癌的可能。B 型肝炎轉變為癌的可能性大於慢性肝病，但也不是所有的慢性肝病及 B 型肝炎都會轉變為癌。

二、黃麴黴素

黃麴黴素被認為是最強的動物致癌劑之一，如食物被黃麴黴素污染，長期食入這樣的食物，容易引發肝癌，這與中醫所說的飲食內傷、食鬱、病從口入是一致的。

三、寄生蟲病

如血吸蟲、中華分支睪吸蟲感染可引起肝臟病變。經研究，中華分枝睪吸蟲可使第二級膽管上皮細胞脫落、增生、間變而成膽管細胞癌或肝細胞癌。

此種癌在香港占肝癌患者的15%以上，血吸蟲是否亦能導致肝癌尚無定論。

四、其　他

如膽石刺激、遺傳因素、營養不良等均與肝癌的發生有關，動物試驗的肝癌生癌質，在人類肝癌發生上尚無明顯關係。

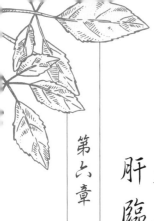

第六章

肝癌的臨床表現

原發性肝癌屬於祖國醫學的「癥瘕」、「積聚」、「黃疸」、「臌脹」、「脅痛」等範疇。臨床上所見的原發性肝癌的前期症狀不明顯，易於誤診。例如有脅痛也是時痛時止，即使有的突然出現黃疸，也不認為是肝癌，因為形成黃疸的原因有多種，如黃疸型肝炎可以出現黃疸，膽囊占位可以形成黃疸，胰腺癌可以形成黃疸，壺腹癌也可以形成黃疸。可是，中醫認為「黃疸」是濕熱燻蒸形成的，其原因很複雜。例如，一位患肝、膽、胰頭癌的患者，發病前期症狀不明顯，只是乏力、懶動，未曾治療，不足一個月，突然鞏膜、肌膚黃染，皮膚瘙癢，肚脹腹大、浮腫，經縣醫院檢查確診為「黃疸性肝炎」。雖積極治療，但愈治愈重，後到某省立醫院做 CT、AFP 化驗、超音波等檢查後，經專家會診確診為「肝、胰頭、膽囊癌」，此時患者已到不可挽救的地步。

為了不錯過病人的最佳治療時間，我在臨床上總結了以下肝癌前期症狀：

（1）乏力懶動，食慾不振，飯後上腹有不適感，或伴有脅痛、噁心。

（2）除有上述症狀外，臨床表現還有大便稀，次數多於平素，用藥則止，停藥復作，再用無效，小便黃，身體消瘦。

（3）心口疼痛，痛而不劇，時痛時止，伴有胸悶、噯氣，拒按，觸及異於正常，但不明顯。

（4）一般都按胃病治療，或誤認為是其他病治療，都是先有效，繼而無效，反覆多次發作者，應該考慮是肝癌，提醒患者早確診、早治療。若觸及上腹或右脅下有癥塊，或者肚腹脹大、青筋怒張等症狀出現，已到不可救藥之時。

現將「癥瘕」、「積聚」、「黃疸」、「臌脹」、「脅痛」與肝癌結合起來一起討論。

一、癥瘕和積聚

中國醫學認為癥瘕和積聚都是腹內積塊，或脹或痛的一種病證。「癥」和「積」是有形的，固定不移，痛有定處，病在臟，屬血分；而「瘕」和「聚」是無形的，聚散無常，痛無定處，病在腑，屬氣分。病在臟、在血分，有形，為深為重；病在腑、在氣分，無形，為淺為輕。比較而言，「癥」「積」比「瘕」「聚」為深、為重、為難醫。「癥瘕」和「積聚」的病因，多與情志抑鬱、飲食內傷有關，致使肝脾功能太過或不及，功能失調，氣機阻滯，瘀血內停，日久漸積而成。

肝癌是痛有定處的、有形的，是臟病、血病，故屬於

崔扣獅老中醫肝癌治療經驗

中國醫學「癥瘕」、「積聚」的範疇。前邊提到「瘕」「聚」淺而輕，「癥」「積」深而重，臨床常見的「巨塊型肝癌」、「結節型肝癌」多屬於晚期，但是，「瘕」與「聚」必然是「癥」與「積」的前驅症狀。

怎樣用中國醫學的「瘕」與「聚」來探索肝癌前驅症狀，便是預防肝癌發生的關鍵。我在臨床中，不單純詢問患者現狀，還詳細地詢問、檢查發現以前的精神、體質、飲食、二便及曾經治療後的效果等情況。

臨床所見，肝癌的前驅症狀類似於西醫的胃炎、腸炎，治則緩解，不治則復作，或繼治無效等。醫生應建議患者及早到醫院進行檢查。也有的患者在進行超音波、肝功能化驗、AFP 化驗等各種檢查後，未發現異常，可是治療卻無效，或初治有效，繼治無效；或愈治愈重，在短暫的時間內病症加重，進一步詳細檢查後方確診，結果患者已經延誤到不可救藥的地步。

臨床詢而所知，「瘕聚」症狀如下：疲乏懶動，動則汗出，食慾不振，飯後上腹憋脹不適，右脅時痛時止，痛如針刺，大便稀且時多時少，小便色黃且量少於平素。上腹部時有一突起，揉按則散，時而復起，反覆發作，後作而不散，漸至增大變硬，醫治先好轉，短暫復作；有的先有效，繼治無效；有的愈治愈重；有的身體逐漸消瘦等。

二、脅　痛

醫所周知，脅痛是肝病的主症，是臨床比較多見的一種自覺症狀，也是肝癌的必發症，早見於《素問・藏氣法時論》中的「肝病者，兩脅下痛引少腹」；《靈樞・五邪》

中的「邪在肝則兩脅中痛……惡血在內」。臨床所見「脅痛」，不是唯肝癌而有之，膽囊癌也有脅痛表現。如《素問·繆刺論》說：「邪客於足少陽之絡，令人脅痛不得息。」「脅痛」的病因，主要是內傷，內傷占脅痛病因之七八，而外感也有，是內傷已致機體經脈、氣血失調，防禦能力低下而外邪乘虛而入。也可以說，外傷是一種誘因，但內傷為主要原因。

「脅痛」與七情是分不開的，如暴怒傷肝，肝鬱化火，耗傷肝陰，氣滯血瘀，肝鬱脾不運，瘀濕相結等皆須進一步辨識及治療。

三、黃　疸

黃疸，以目黃、身黃、小便黃為主要症狀，其中尤以目黃為確定本病的主要依據，如果只有身黃而目不黃者，不為「黃疸」。早在《內經》對本病即有初步認識，如《素問·平人氣象論》中指出：「溺黃赤安臥者，黃疸。目黃者曰黃疸」。

「黃疸」分類很多，如《金匱要略·黃疸病脈證並治》中有谷疸、黃疸、酒疸、女癆疸和黑疸之分；《諸病源候論》根據不同症候的表現，又分二十八候；《聖濟總錄》又分為九疸、三十六黃等。這裏所說的「黃疸」是肝癌的黃疸，然與前邊所述是分不開的，我們將在辨證論治中詳細討論。

四、臌　脹

臌脹是由腹部臌脹而命名，以腹脹大、皮色蒼黃、脈

絡暴露為特徵。《靈樞‧水脹》篇曰：「腹脹，身皆大，大與膚脹等也。色蒼黃，腹筋起，此其候也。」「臌脹」在各家方書中有許多名稱，如「水蠱」、「蠱脹」、「蜘蛛蠱」、「單腹脹」等。《醫宗必讀‧水腫脹滿》篇說：「在病名有鼓脹與蠱脹之殊。鼓脹者，中空無物，腹皮繃緊，多屬於氣也。蠱脹者，中實有物，腹形充大，非蟲即血也。」《景岳全書‧氣分諸脹論治》篇說：「單腹脹者，名為鼓脹，以外雖堅滿而中空無物，其象如鼓，故名鼓脹。又或以血氣結聚，不可解散，其毒如蠱，亦名蠱脹。且肢體無恙，脹惟在腹，故又名為單腹脹。」以上所述，雖名不同，皆未出《內經》中所說的「鼓脹病」。

本病發病的原因，根據《內經》、《素問》等書的記載，與情志抑鬱、飲食不節、飲酒過度等是分不開的。據臨床分析得知，有的病人是先病氣滯而後血結的；有的是先病血結而後氣滯的；有的是先病水腫而後血敗的；有的是先病血結而後水腫的。而肝癌「臌脹」往往與「脅痛」、「癥瘕」、「積聚」、「黃疸」同時出現，這在臨床上屢見不鮮。

原發性肝癌起病隱襲，加之肝臟代償力較強，因此早期症狀不明顯，缺乏特異性。肝癌的前驅症狀往往多表現在上腹部，易於誤診為胃病，或與一般肝病類似，不易辨別。但其病勢發展迅速，常在短期內惡化，現將肝癌的主要症狀與體徵分述於下：

1. 肝臟腫大與疼痛

原發性肝癌最典型且最突出的表現是肝臟進行性腫大，約有 90% 的病人可觸及腫大的肝臟。肝質堅硬如

石，表現凹凸不平，有大小不等的結節，或者觸及如棉裏石的巨塊，邊緣鈍而不整齊。肝臟腫大突出右脅下，或突出劍下，或者腫大至左脅下與脾臟腫大分不清，故可使上腹部脹大或膨隆。右葉肝癌可使肝上界升高，橫膈上升和右下胸廓隆起，或壓迫胸肋突起，兩側不相稱。

少數癌腫可壓迫肝動脈或腹主動脈，而在上腹表面相應部位產生動脈吹風樣雜音。由於肝癌生長過速引起肝包膜擴張，癌組織侵襲腹膜及膈時，而致持續性脹痛或鈍痛，疼痛類似於肝膿腫，放射到肩背部，或下肢素有抽搐，此乃中醫所說的肝主筋，血不養筋而致抽搐。

還有癌腫破裂，壞死組織流入腹腔，可突然引起劇烈腹痛，發生腹膜炎或休克；或者吐血、流鼻血、二便出血不止而致很快死亡。

2. 黃疸

肝癌患者中約有 30%的患者在發病過程中，有不同程度的黃疸。黃疸的主要原因係由肝細胞損害或侵犯肝內主要膽管及肝門淋巴結轉移癌壓迫肝外膽管所致。膽管細胞癌的黃疸出現較早，而且可以很深，單純肝細胞癌少見，或者發展到晚期而出現黃疸。

3. 發熱

臨床多見為持續性低熱，但發熱時間不規則，時有高熱，體溫在 39℃左右，然非感冒發燒，這種發熱可能係由肝癌組織細胞壞死、缺血而發生；或者是因肝癌壓迫膽管，使膽管感染髮炎而發生。

4. 腹水

為肝癌晚期表現，可能原因有：① 肝硬化；② 癌組

織侵及門靜脈而形成癌栓；③ 癌結節壓迫門靜脈；④ 癌組織侵入肝靜脈和下腔靜脈；⑤ 轉移性腹膜癌；⑥ 血漿蛋白低，尤其是白蛋白低。因為腎功能損害引起的水鈉瀦留以及肝門區淋巴回流障礙等，均與腹水的發生有關。腹水往往積聚迅速，一般為草黃色，若有癌組織破裂出血侵及腹膜時，則有血性腹水。

5. 出血

因肝組織破壞、肝功能衰竭引起的凝血障礙，可致鼻衄、皮下出血；因門靜脈高壓引起食管、胃底靜脈曲張破裂，出現嘔血、便血；肝癌破裂可引起腹腔內大出血，嚴重時可造成休克。

6. 其他

肝癌合併肝硬化、門靜脈高壓可致脾腫大；肝硬化和門靜脈梗阻，癌腫侵犯門靜脈、肝靜脈或下腔靜脈引起梗阻，可發生腹壁靜脈曲張。此外，肝癌轉移至肺、胸腔、骨骼、淋巴結等處，可產生相應的症狀和體徵。在病程發展過程中，可因肝功能極度衰竭而引起肝昏迷，後期可為惡意性體質──惡質病。

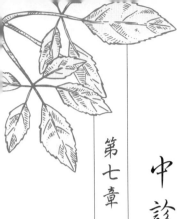

第七章　中醫對肝癌的
診斷與鑑別診斷

一、診斷依據

　　具有上述肝癌典型表現者，不難診斷，但往往已是晚期。故凡有肝病史的中年患者；凡有上腹部不適，伴有右脅不適感，按胃病醫治無效，或用疏肝健胃藥治療時，開始有效，以後無效者；在男性患者中，有原因不明的持續性肝區疼痛者；或有進行性肝腫大、身體逐漸消瘦等症者，均應及時檢查，力爭早診斷、早治療。

二、鑑別診斷

　　原發性肝癌常需與下列疾病相鑑別。

1. 繼發性肝癌

　　由尤其他臟器癌病轉移到肝臟，為繼發性肝癌。其特點是發展較慢，症狀較輕，除肝臟病變症狀外，還有原發器官癌灶的相應症狀。

　　臨床所見，肺癌、胃癌、膽囊癌、腸癌、胰腺癌等均可發生繼發性肝癌。

崔扣獅老中醫肝癌治療經驗

2. 肝硬化

其特點是發展緩慢，多無肝區疼痛，肝可不腫大或略腫大。

臨床也見有肝腫大與臍相平，但表面光滑，有小結節為數不多，質中等硬度，邊緣整齊銳利，即使有腹水，也並非血性，用科學儀器檢查為陰性。如果肝硬化患者發生肝臟腫大，明顯疼痛，腹水血性時，應考慮肝癌病變的可能，必須進行詳細檢查。

3. 阿米巴肝膿腫

肝腫大和疼痛是本病與肝癌的相同點，所不同的是肝膿腫常伴有發熱，肝表面光滑，質不硬，觸痛明顯，右上腹肌緊張，右下胸壁可有局部水腫，血中白細胞升高，超聲波檢查肝內有液平段，特殊檢查為陰性，必要時進行穿刺，可抽出棕褐色膿液。

此病用抗阿米巴方法治療，效果顯著。

三、中醫對肝癌的診斷

中醫對肝癌的診斷仍然是以望、聞、問、切為基礎。四診是古人在與疾病作抗爭的長期實踐中積累下來的極其寶貴的經驗。任何一種病在發生與發展的過程中，都存在邪正相爭、盛衰消長、相互轉化，都會表現出許多現象，也就是各式各樣的症狀。古人說：「有諸內者，必形諸外」；「從外知內，見症知病」。故透過望、聞、問、切對疾病可有所瞭解，正所謂「欲知其內者，當以觀乎外；診於外者，斯以知其內」。

望、聞、問、切這四診在臨床上有其獨特的科學性，

正如《難經》所說：「望而知之者，望見其五色，以知其病；聞而知之者，聞其五音，以別其病；問而知之者，問其所欲五味，以知其病所起所在也；切脈而知之者，診其寸口，視其虛實，以知其病，病在何臟腑也」，四者相得益彰。

1. 望診

望診主要是透過醫生的視覺，詳細觀察病人的神色形態，看有無發生異常變化。

神，是生命活動的表現，也是疾病發生與發展外在的一種表現；

色，是五臟氣血的外榮，如氣血旺盛則色澤榮潤，氣血衰減，則色澤枯槁；

形，是形體，形體的端正豐實是健康的表徵，相反則多病而善感外邪；

態，是動態，動態矯健靈活，精神飽滿為常態，相反為病態。

肝癌初期，患者精神萎靡不振，面色黃中帶青，膚色不澤，形體漸消，舌質紅，舌下靜脈微怒張，苔薄白或厚膩。

2. 聞診

聞診有兩層含義：一種是以聽覺可知；一種是由人的嗅覺所聞到的氣味所知。肝癌患者前期往往聞不見異味和聽不到異聲，同平素一樣。

3. 問診

問診是四診中重要的一診。主要是詢問患者的病情，詳細瞭解肝癌的前期症狀。

肝癌的前期症狀類似於胃病，醫治先效後差，有的醫治無好轉反愈加重，而且檢查也未發現異常，過一短暫的時間，右肋下出現腫塊，或是劍突下有腫塊並逐漸增大，再進行詳細檢查，已是肝癌晚期。

為了不延誤肝癌患者的早發現、早治療，根據我的臨床經驗，現將肝癌的問診簡單總結為以下「十問」：

(1) 問有無肝病史，如「肝炎」、「肝硬化」、「肝膿腫」等。

(2) 問家族有無癌病史，如「祖父母」、「父母」等親屬。

(3) 問有無嗜酒、嗜肉習慣。

(4) 問有無情志不暢、習慣性外感。

(5) 問起病情況、醫治經過、效果如何。

(6) 問胸脅有無脹痛感。

(7) 問二便。大便是否乾燥，有無腹瀉，大便色澤如何，小便量多少，色澤如何。

(8) 問睡眠，是否多夢、驚夢。

(9) 問飲食口味。是否食味變苦，有無厭食或對某一種食物有無特殊敏感史。

(10) 問身體有無乏力、懶動等感覺。

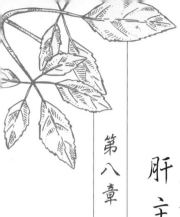

第八章　肝癌的主證分析

一、肝臟腫大與疼痛

此證是由濕熱瘀毒互結，日久漸積而成。肝臟腫大的特點是日漸增大，堅硬如石，表面凹凸不平，伴有硬節，推之不移，壓按微痛或不痛。

肝癌疼痛特點是肝痛如刺，夜間尤甚，是自體產生，並非受外震而痛，或有脹痛及灼熱疼痛，臥位只能向右側，若平臥、左側臥都會加重疼痛，並且是壓墜痛感。

二、黃　疸

肝癌黃疸多為瘀血久蓄所致，黃疸日漸加深，經久不退，黃色由橘黃轉為晦暗（面色紫黑色也有，但臨床少見），兼見腹部脹滿、大便色黑、脅下癥塊或有腹水、肌膚甲錯、形體羸瘦，類似螳螂，正如《張氏醫通・雜門》所說：「有瘀血發黃，大便必黑，腹脅有塊感脹。」

《臨證指南醫案》上亦說：「陽黃之作，濕從火化，瘀熱在裏，膽熱液洩，與胃之濁氣共並，上不得越，下不

得洩，燻蒸遏鬱侵於肺，身目俱黃，流於膀胱，溺色變赤，黃如橘色。」

由於濕熱瘀毒蘊結所致，形成腹水，正如《素問・至真要大論》篇所說，「諸脹腹大，皆屬於熱」。

所以，我認為肝癌患者都是由以上所說的濕、熱、瘀損害肝陰，陰不足則產生內熱，這也給治療提供了一部分理論依據。

三、發　熱

本證產生發展的主要因素是濕熱瘀毒蘊結，故以高熱煩渴為主，亦有陰虛所致，則見晝輕暮重，午後潮熱盜汗，口乾喜冷飲，舌紅無苔或少苔，大便乾燥或惡臭稀便，小便紅黃而量少等症狀。

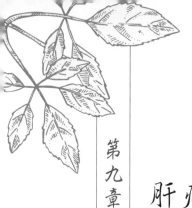

第九章 肝癌的預防

目前醫學對肝癌的發病原因尚未完全明瞭，故還談不上完整的預防措施，現僅根據我的臨床探索提出以下幾點預防措施，以供參考。

(1) 保持情志舒暢，生活起居要規律。

(2) **不能偏食**

目前人民的生活水準提高了，而肝癌的發病率也在逐年上升，原因在於人們隨著生活水準的提高，錯誤地認為不吃粗糧就為之好，其實不然，因為人體需要多種營養，偏食細糧會導致營養不均衡，所以我認為五穀雜糧都應該吃，不可偏食。

(3) **酒不可多飲**

酒中含有酒精，少飲有增強機體防禦能力的作用，但過量飲酒會引起酒精中毒，使肝藏疏洩力減退，且酒為熱性，易化火，耗傷肝陰，多飲必然導致肝火過亢，疏洩失司，形成火毒積於肝臟，造成肝體增大，漸成腫塊。所以，酒不可多飲。

⑷ **多吃新鮮蔬菜，少吃肉**

養生諺語說：要想長壽，多吃豆腐少吃肉。

⑸ **適當增食野菜**

如鮮茵陳、苜蓿、嫩葶藶苗、嫩柿葉等。

⑹ **自製防癌湯——八月丹陳湯**

八月札 10 克、茵陳 20 克、丹參 10 克、生薑 2 克，水煎服，每季度服 3 天。

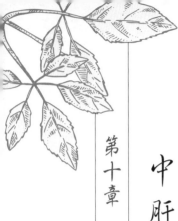

第十章

中醫對
肝癌的治療

🌿 一、辨證施治

肝癌初起多表現為肝脾失調、氣滯血瘀,繼則濕熱瘀毒互結,病勢發展迅速。其間,表現為邪實而正氣未衰,邪正相爭,治宜以活血化瘀、以毒攻毒、疏肝理氣為主。進入晚期,瘀血不去,熱毒繼續傷耗陰血,或者表現肝腎陰虛之證,治宜在活血化瘀、清熱敗毒的基礎上再加上扶正益陰藥,但不可以膩,過膩則會留毒內蓄,病情只能加重,或緩解一時復而無治。治療肝癌病時,根據我的臨床體會,重用活血化瘀、溫熱攻積的藥物,收效較顯著。

1. 氣滯血瘀型

【主證】脅脹腹滿作痛,疲乏,納差,噯氣則舒,時有嘔吐,或右脅下有癥塊,肝大,大便不實,抱腹而舒,舌紅伴有瘀點,苔薄,脈弦滑或澀。

【治法】活血化瘀,清熱敗毒。

【方藥】清熱解鬱湯合血府逐瘀湯加減:

柴胡 10 克、蘇葉 10 克、當歸 15 克、川芎 10 克、莪朮 15 克、三棱 10 克、赤芍 15 克、丹參 20 克、八月札 15

克、梔子 10 克、香附 15 克、青皮 10 克、白花蛇舌草 15
克、蜈蚣 15 條。

2. 濕熱瘀毒型

【主證】脅下癥塊堅硬，痛如錐刺，痛則汗出，脘腹
脹悶或有堅硬癥塊，疲乏，納差，食則腹脹氣喘，或腹脹
如鼓，目膚俱黃，日漸加深，行走挺腹，面色晦暗無神，
午後潮熱，小便黃赤或褐色，大便燥黑，舌質暗紅伴有瘀
斑，苔黃白厚膩，脈弦滑而數，或緊而搏指。

【治法】清熱利濕，攻積化瘀。

【方藥】茵陳蒿湯合膈下逐瘀湯加減：

梔子 15 克、大黃 10 克、當歸 15 克、莪朮 15 克、八
月札 20 克、川烏 9 克、草烏 9 克、廣木香 6 克、白花蛇
舌草 15 克、川楝子 15 克、砂仁 6 克、茵陳 50 克、穿山
甲 15 克、丹參 30 克、蜈蚣 10 條。

3. 濕、瘀、熱三毒傷陰型

【主證】腹大脹悶，癥塊膨隆，堅硬如石，凹凸不
平，結節穿珠，形體羸瘦，午後潮熱，腹大如鼓，青筋暴
露，臥床不起，煩渴喜冷飲，小便褐色量少，大便乾燥，
色黑，晝輕夜重，舌質澤而潤滑，苔黃白厚膩，脈沉弦而
數。

【治法】養陰清熱，化瘀敗毒。

【方藥】莪朮一貫煎合五苓散加減：

莪朮 15 克、沙參 20 克、大黃 10 克、川楝子 15 克、
黃耆 30 克、鱉甲 20 克、生地 20 克、澤瀉 15 克、桃仁 10
克、穿山甲 15 克、大腹毛 10 克、廣木香 10 克、花粉 30
克、蜈蚣 4 條。

上方可酌情加減，根據症狀表現，結合四診與現代儀器確診而詳細辨證，以擬方藥。

4. 合併型

【主證】目膚黃染，疲乏，納差，食則胸腹悶滿，口苦咽乾，脘腹癥塊堅硬，膨隆過胸，陣發劇痛，小便赤而量少，大便色白而溏，或右脅疼痛，上腹不適，癥塊大於脅下，臍右上方有一癥塊，疼痛持續；目膚黃染漸深，倦怠疲乏，呃逆乾嘔，食入時吐，行走抱腹，身體迅速消瘦，小便黃，大便乾燥，色微黃而不黑，舌質暗紅，苔白膩，脈弦緩或細而澀。

【治法】清熱利濕，活血化瘀。

【方藥】(1) 膈下逐瘀湯合龍膽瀉肝湯加減：

當歸 15 克、莪朮 15 克、赤芍 15 克、桃仁 9 克、紅花 10 克、香附 15 克、青皮 9 克、龍膽草 10 克、梔子 15 克、大黃 9 克、金錢草 15 克、川楝子 15 克、丹參 30 克、內金 15 克、花粉 20 克、茵陳 30 克。

(2) 膈下逐瘀湯合清胰湯加減：

柴胡 10 克、黃芩 9 克、川黃連 9 克、廣木香 10 克、蘇梗 10 克、當歸 15 克、莪朮 15 克、八月札 15 克、川楝子 15 克、桃仁 9 克、紅花 9 克、白花蛇舌草 15 克、蜈蚣 3 條、鱉甲 15 克。

二、外法治療

根據中國醫學中的經絡學說理論，在癥塊及有關的穴位上貼敷膏藥，既能緩解病痛，增加飲食，又能活血消癥，消除癌細胞，還可以防止癌細胞轉移。

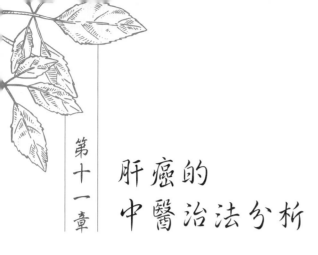

第十一章

肝癌的中醫治法分析

肝癌的治法相當複雜，這裏主要參考《內經》，加之我個人的臨床體會作以分析：

(1) 肝欲酸。

(2) 肝苦急，急食甘以緩之。

(3) 肝欲散，急食辛以散之，用辛補之，酸瀉之。

(4) 肝易鬱，肝鬱易瘀滯，急理氣化瘀以暢之。

這裏所說的酸、甘、辛、理氣化瘀是指藥物的味和性能，欲酸欲散和苦是指肝臟的性質，比如肝血宜藏宜潤養，肝氣宜舒宜條暢。

如果此人平素沒有受過任何衝擊，肝功能保持條暢，若遇到外界因素沉重打擊而發生病變，往往會形成惡變，因他沒有習性，即使用酸收、甘緩和辛散法恢復其正常功能，肝臟的創傷也不會完全消失。

因此，必須結合化瘀法方能使創傷得以痊癒，故這裏所說的補瀉，非一般的「虛則補之，實則瀉之」，而是用得其當，有利於肝臟功能的為之補，不利於肝臟功能的便是瀉。

第十一章·肝癌的中醫治法分析

063

補瀉的方法不同，其所用的藥物也隨之而異，其目的只有一個，那就是要使肝臟所受的創傷、功能的失調、肝血所瘀、細胞惡變的功能等均能恢復正常。所以，在恰當運用酸瀉、甘緩、辛散的基礎上，配合活血化瘀藥物，具有一定的防癌意義。

如果本病應該用「散」的時候，反用「甘」來補肝，就會導致病情的發展。

總而言之，治療肝硬化是防癌的前提，治療肝癌是從肝的生理出發，我認為調整肝臟生理機能是治療肝硬化、肝癌的關鍵。

秦伯未的臨床經驗總結為「補肝用酸味，緩肝用甘味，疏肝用辛味，清肝用苦味」。

李冠仙將肝病治法定為「十法」，即 ① 辛散；② 酸斂；③ 甘緩；④ 心為肝之子，實則瀉其子；⑤ 腎為肝之母，虛則補其母；⑥ 肺為氣之王，肝氣上逆，清金降肺以平之；⑦ 肝氣上逆，心挾膽火而來，平其膽火，則肝氣亦隨之而平；⑧ 肝陽過亢，養陰以潛之，不應，則用介類以潛之；⑨ 肝病先實脾；⑩ 肝有實火，輕則用左金丸；重則用龍膽瀉肝湯。

根據前人的經驗和個人的臨床體會，我認為治療肝癌與上述之法是分不開的。但是，「活血化瘀」、「清熱敗毒」、「以毒攻毒」等方法也是不可缺少的。

凡肝臟氣血鬱結阻滯，鬱則宜舒，結則宜散，瘀滯則宜化，毒瘀相結則宜敗宜活，熱瘀則宜清熱化瘀，寒瘀則宜溫化，均係逐使肝的條達，敗毒，故曰：散、舒、化、清、溫化等常用於虛實相兼、氣血同病、兼有外因的刺激

與侵襲。

　　肝癌患者大都具有氣與血、正虛邪實、寒與熱的複雜性，故在臨床上治療法則基本相同，但用藥卻大不一樣。治療此病主要是以攻為主，再根據體質或現象，適當加上補肝、養肝的藥物。

　　我認為，這樣的法同藥不同的以攻為主，並不為之攻伐肝體殊過，而是增加了肝臟的條達、敗毒力，促使肝臟排毒外出。

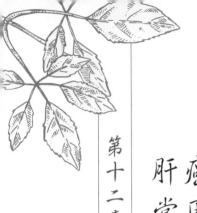

第
十
二
章

肝癌
常用方劑的運用

　　常用的肝癌方劑，各家論治都不統一，看法分歧，法則大同小異，方藥各有其長。

　　從大體上說，以活血、養血、理氣、化瘀、敗毒、攻毒、清熱為最多。由於病因、病機及其變化多端，頑固性強，易於合併他癌，故臨床需隨症加減，很少單純應用某一方或某一種藥。

　　研究肝癌方藥，必鬚根據治療方針，根據主證、主因具體加以探討。

　　在前人治肝病方藥的基礎上，加上自己的臨床摸索、研究和體會，既用前人的成方，而又不為成方所束縛，這樣才能解決前人所未能解決的問題。

　　下面就我的臨床研究體會，對常用古方新加新用作一些闡述。

　　例如，同道周知的「四物湯」，此方是補血、和血的通用方，並非為肝病而立，但因肝主藏血，又是多血少氣之藏，而且還是以血為體、以氣為用的一個藏器，所以「四物湯」成了補肝的主方。

本方中的熟地、白芍是血中之血藥，當歸、川芎是血中之氣藥，血屬陰，氣屬陽，陰陽動靜相配，故能補血，又能和血。如果單用地、芍就守而不走，用歸、芎便走而不守，「歸芎湯」又名「佛手散」，主治通經祛瘀，便是一個明顯的例子。

可是肝癌的治療，不宜用熟地、白芍，必須加強走而不守、祛瘀的力量，因此去白芍而加赤芍，伴有血熱的可去熟地而加生地，這樣由赤芍、生地、當歸、川芎四味藥所組成的方劑，該叫什麼樣的方名，又有什麼樣的功能，具有什麼樣的性質呢？

假如再將此方中的生地去掉，加上川楝子、香附、青皮、八月札，又該如何呢？這些都需要我們對每一方的加減、每一味藥的調配加以深思。

我在治療肝癌時，常以「四物湯」為基礎，可是加減出來就不是「四物湯」的方意，或者就應該成別的方名了。如當歸、赤芍、莪朮、三棱、川楝子、香附、青皮、八月札、花粉、白花蛇舌草、蜈蚣、內金、丹參，由這13味藥組成的方劑，像「四物湯」，但不補血；像「一貫煎」，僅用一味；像「清肝解鬱湯」，卻又小同大異。那麼，此方該命何名呢？

此方中的當歸、赤芍有活血化瘀之功；以莪朮、三棱加強活血化瘀之力；香附、青皮可助肝氣條達；八月札味甘性溫，能補腎緩肝；川楝子疏肝止痛，疏肝而不傷陰，配合花粉、白花蛇舌草、蜈蚣、丹參、內金能清熱、化瘀、敗毒，以毒攻毒，且有消積之功。

根據全方的功能，我將此方命名為「疏肝化瘀湯」，

此方的主要功能為：活血化瘀、消癥止痛、以毒攻毒。

再如，我將「一貫煎」和「清肝解鬱暖肝湯」加減所成方：當歸、川楝子、梔子、肉桂、川烏、草烏、莪朮、三棱、丹參、小茴香、砂仁、內金、八月札、大黃、茵陳，此方在臨床應用取得了較好的療效。

用古人成方治療肝氣不難，所難之處在於肝陰不足而肝氣橫逆者，因為用理氣疏肝藥大多香燥傷陰，用藥偏於理氣，則易傷耗肝陰，而肝陰本不足，這就相互矛盾。故我在原方內加川楝子，使肝體得養，肝氣能舒，對於肝陰虛、氣滯的症狀可謂嚴謹。

而肝癌與上述之理相同，濕、熱、瘀蓄積肝臟，耗損肝陰，瘀是由氣滯所致，故用上方相配可疏肝理氣、化瘀消癥、清利濕熱之毒，寒滯則溫攻，所以，我將此方命名為「攻積化瘀湯」。

此方主治：癥塊堅硬，脅痛如刺，胸悶脹不食，身體逐漸消瘦，大便乾燥，小便黃紅，量少，疲乏，納差。

此外，還有「膈腑逐瘀湯」、「桃紅四物湯」「抑木和中湯」等，這裏不再贅述，可參閱後述病例。

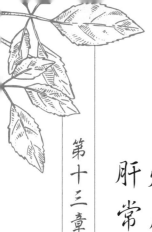

第十三章

肝癌常用藥物的分類

前人對於肝病常用藥物，曾用過分類，如《本草綱目》中「臟腑虛實標本用藥式」，提出了70多種肝病藥，分為補血、補氣、行血、行氣等；《本草分經審治》裏提出了更多的肝經藥，分為補、和、攻、散、溫等類型。但是，這裏所說的肝病藥和肝經藥並不等於特效藥，由於某一種藥不僅能治肝病，而且對他病也有效。當然，也不能說肝病沒有主藥，關鍵是要掌握藥物的氣味、升降，還需要根據病因、病機和具體辨證的結果來應用於臨床。

我認為研究肝癌藥物，應根據前人的經驗，加上現代醫學對中藥的篩選、研究試驗的科學數據，從而確定治療肝癌的基本藥物，便於臨床應用。

一、活血化瘀類

當歸、川芎、赤芍、丹參、紅花、桃仁、澤蘭、莪朮、穿山甲、香附等，以上這些藥物，有的本性就是活血化瘀；有的是與別的藥相伍而產生活血化瘀之功；有的是

透過治療他臟而對肝癌起到活血化瘀的作用。對於肝陰不足、肝陽易動的患者必須慎用。

【全當歸】當歸有歸頭、歸身、歸尾、全歸之分，各有其功。歸頭止血，歸身補血，歸尾行血，全歸活血。在活血化瘀方面，用歸尾、全歸為宜，其辛香苦溫並帶有甘潤，不僅為補肝血之主藥，而且是祛除心肝瘀血的主藥，常與赤芍、紅花、桃仁、莪朮、三棱相伍，取其活血祛瘀之功。

【川芎】味辛氣溫，香味濃，在治療肝癌時不常採用，根據病情而定，對血虛、血燥、肝火、肝陽等證絕對禁用。

【赤芍】赤芍與白芍同入肝經血分，白芍主要是以斂陰養營為主，赤芍在活血中伴有清血散瘀的作用。

【丹參】苦微寒，入心、肝兩經，活血行瘀，能調整血液運行。

《日華本草》曰：「丹參有祛瘀生新」的作用，含有以通為補的意義，治療肝癌是不可少的一味，而且丹參有誘生干擾素的作用，而干擾素可以抗腫瘤。此外，丹參還能擴張實體組織中的血管，增加血流量，使抗癌藥充分輸入癌組織中，發揮抗癌的作用。

【紅花】辛溫，入肝經，為行血要藥，能通經、止痛、散腫，宜於瘀滯及經脈不利等證。

由於紅花能直入肝經，對肝癌更有效，能增加肝動脈的血流量，直達肝臟癌區，逐瘀消腫，使其他抗癌藥發揮更大作用。但紅花用量要適中，且不與桃仁相配，若配桃仁往往會引起出血。

崔扣獅老中醫肝癌治療經驗

【桃仁】苦平微甘，入肝、脾兩經，行血祛瘀，能潤燥通便，主治癥瘕蓄血大腸、血秘及婦女調經，常與理氣藥相配治療脅痛。

對於癌性便燥，配合抗癌藥與理氣藥、化瘀藥，如與大黃相配最有效。

【澤蘭】苦辛微溫，入肝、脾兩經，行血祛瘀，可治療肝癌，與益氣、理血藥相配療效更佳。

【穿山甲】味鹹，性微寒，入肝、胃二經，有軟堅祛瘀、通經下乳、消腫排膿之功。穿山甲含有穿山甲鹼，有抗白血病的作用，還有增加白細胞的作用，臨床用於治療宮頸癌、乳腺癌、肝癌、淋巴肉瘤等。

除了治療腫瘤外，還能治療婦人經閉、乳汁不通、癰腫瘡毒、風濕痺痛等。

【莪朮】苦辛，性溫，入肝、脾兩經，活血祛瘀，消積止痛，具有抑制和殺傷癌細胞的作用。對於癌腹水、白血病有直接的破壞作用，能使癌細胞變性壞死，且有免疫之功，還有防止腫瘤細胞擴散與轉移的重要作用。

莪朮在臨床上用途較廣，對宮頸癌、卵巢癌、外陰癌、陰道癌、皮膚癌、淋巴肉瘤、白血病、肝癌、胃癌、腸癌等都有較好的療效。

除了治療腫瘤外，尚能治療血瘀腹痛、肝脾腫大、經血瘀滯，良性腫塊亦可。

【香附】辛微苦，甘平，入肝、三焦經，理氣解鬱，調經止痛。雖然它是理氣藥，然屬血分之氣藥，理氣血而不滯，治胸膈痞悶、脅脹痛，與青皮相配治療肝癌上腹脹滿有特效。

二、理氣化瘀類

理氣藥借其舒肝、疏肝、平肝、調氣解鬱之功以達化瘀之目的，如鬱金、川楝子、青皮、元胡、三棱、柴胡等。

肝癌病除了多用活血化瘀藥外，也多用理氣藥，但大多偏於香燥耗散，能消損陰血，引起內熱發生，故我在臨床常選用以下幾種藥。

【鬱金】辛苦寒，入心、肝、胃三經，它是氣中血藥，除了理氣之外，還有散瘀之功，常用於肝癌氣滯血瘀、胸脅滿悶脹痛。

鬱金祛瘀力較強，故多採用，但不能長期應用，只宜用開導，久用則損耗陰津。

【川楝子】苦寒，有小毒，入肝、心、小腸、膀胱經，能疏肝臟氣火鬱結。

《中國醫學大辭典》指出：「川楝子為洩肝鬱、治肝氣痛、肝氣脹、肝火內鬱、脅痛的要藥」，故在治療肝癌時常用於配方中，因它能疏肝而不傷陰，據臨床觀察對肝癌有較好的療效。

【柴胡】苦微寒，入肝、膽經，具有升散作用，用於肝病，以疏氣、解鬱、散火為主，必須與肝經血分藥相配應用，如柴胡常與當歸、白芍之類同用。《本草從新》提到「宣暢氣血，散結調經」，以為人只知「柴胡能發表，而不知柴胡最能和裏」。

前人對柴胡的認識是：它畢竟是表藥、氣分藥、膽經藥，其能走裏、走血分、走肝經，全靠他藥協助。

我認為，柴胡雖然是表藥、氣分藥、走肝經藥，其所以在治療肝癌常用方內配伍，而未見陰血耗散和引起出血，是因為配合了養陰化瘀藥，便於調理肝氣暢達，增強敗毒力，從而達到治癌的目的。

　　【青皮】辛苦溫，入肝、膽兩經，它能疏肝膽之氣，故治腹脹脅痛最有效。青皮在治肝癌的方內用之較少，沒有上腹滿悶者不常用，治脅痛只用幾次，如若不效，速加佛手即可。

　　【元胡】辛溫，入肝兼入心經，治療肝癌時少用，因它偏於燥。

　　可是，我在臨床上多用醋元胡，因醋酸可以斂肝瀉肝，並有益血作用，多與八月札、鱉甲、丹參等配方，以加強活血抗癌的力量。

　　【三棱】苦平，入肝、脾兩經，有破血行氣、消積止痛之功，可治瘀滯胸脅疼痛、癥瘕積聚。治療肝癌時，常將三棱與大黃相伍，三棱不但對肝癌有較顯著的療效，而且對胃癌、食道癌、腸癌等都有不同程度的效果。

三、清肝化瘀類

　　清肝藥，輕者清肝熱，重者瀉肝火，有毒者敗毒。輕者，如黃芩、丹皮、梔子、夏枯草、牛黃；重者，如龍膽草、蘆薈、大黃；敗毒者，如蒲公英、敗醬草、紫地丁、金銀花、白頭翁、青黛等藥。

　　清肝、瀉肝、敗毒藥大多偏於苦寒，易於傷胃，脾胃虛弱者慎用或不用。

　　【丹皮】辛寒，入心、肝兩經，為清肝臟血熱的主

藥。不僅有止血作用，還具有辛散作用，對於治療肝癌發熱有較顯著的效果。

【山梔子】苦寒，入心、肝、肺、胃、三焦經，治療肝癌時多與養陰清熱藥相配，有時也與大熱攻積的藥物相配，如山梔子、附子、川烏、草烏、莪朮、小茴香、肉桂相配伍，以防傷肝陰，從而收到熱而不燥、熱化瘀血的功效。

【黃芩】苦寒，入心、肺、膽經，有清熱燥濕、止血安胎的作用。在治療肝癌時選用它，是因為它既能走肺，又能入膽，還能入心，故利用它清熱燥濕毒。

黃芩與白芍相配，可治血分之熱，所以，黃芩在治肝癌傷陰時多為選用。

【夏枯草】苦辛寒，入肝、膽二經，清鬱熱，通結氣。由於肝癌病都是先由肝鬱、血瘀結所致。它能抑制肝癌腹水，尚能治療淋巴結核、高血壓、乳腺炎、腮腺炎。治療腫瘤時，藥量必須大，常用量為 30 克。

【牛黃】苦平，有小毒，入肝經。牛黃本身雖有小毒，但它的解毒力強，對於肝癌病也有一定的療效，臨床上選用不多，只作散、丸劑內用。

【龍膽草】苦澀、大寒，入肝、膽經，它能瀉肝膽實熱、瘀毒，治療肝癌病是有針對性的，其苦寒易傷胃，慎用。龍膽草有誘生干擾素的作用，而干擾素對於腫瘤有抑制之能，除了治療腫瘤外，對於高血壓、膽囊炎、膀胱炎等病症也有明顯的效果。

【蘆薈】苦寒，入肝、心包兩經，瀉肝清熱，兼能通便，抗癌力特強，對於肝癌、白血病有特殊療效，對頭暈

目赤、驚悸抽搐、蛔蟲腹痛諸症也有療效。

【大黃】苦寒，入肝、脾、胃經，攻積導滯，瀉火涼血，逐瘀通經。

《本經》中指出：「下瘀血，血閉寒熱，破癥瘕積聚，留飲宿食，蕩滌腸胃，推陳致新，安和五臟。」《藥品化義》中指出：「大黃氣味重濁，直降下行，走而不守，有斬關奪門之力，故號將軍。專攻心腹脹滿，胸胃蓄熱，積聚痰實，便結瘀血。」

大黃含有大黃素和大黃酸，對小鼠的黑色素瘤、乳腺癌及艾氏腹水癌均有抵制作用，這是對癌細胞的直接破壞功能。

大黃抗癌的原理是抑制癌細胞的氧化和脫氫，如大黃素對艾氏腹水癌的某些氨基酸和糖代謝中間產物及乳酸的氧化和脫氫均有較強的抑制作用。臨床經驗得知，大黃對消化道癌瘤有顯著療效，如肝、膽、食道、胃、胰腺、結腸的腫瘤及其引起的梗阻，療效滿意。

大黃除了治腫瘤外，還可以治療闌尾炎、肝炎、肝硬化、便秘、燙傷（外用）等。

大黃用於治療腫瘤時，其用量是常用量的 3 倍之多，但須進行以下炮製：

(1) 治療食道癌時，用黃酒製大黃。

(2) 治療肝癌時，用桃仁 15 克、附子 10 克、川烏 10 克，三味藥水煎無味，撈去渣，再將 1 斤大黃放入，微火炙之，不能灼壞，曬乾備用。

(3) 醋浸大黃，透則為度，曬乾備用。

(4) 益母草 200 克，水煎去渣，將大黃放入，微火炙

至水盡，曬乾備用。

🍃 四、溫肝化瘀類

溫肝化瘀藥有肉桂、附子、川烏、草烏、淫羊藿、小茴香、吳茱萸等。這些藥物不僅能溫肝化瘀，而且也是治療肝癌的常用藥。

溫肝主要是增強肝氣的運行，若是寒瘀相結而致腫塊、疼痛、堅硬等肝癌病，證屬寒瘀者，多選用上藥方配伍，不可單獨用，以免損肝血。

【肉桂】甘辛大熱，入肝、腎二經，溫中補陽，散寒止痛，獨入血分，祛除血脈中寒瘀。治療肝癌中寒瘀相結者，多與附子、川烏、草烏、梔子、黃酒製大黃、小茴香、丹參、砂仁、八月札相配伍。附子溫中偏於氣，肉桂溫散血中之寒，川烏、草烏溫熱攻積消癥，加之大黃為佐，祛瘀外出。

【淫羊藿】即「仙靈脾」，辛甘溫，入肝、腎兩經，溫養肝腎而不燥，肝臟的血氣俱虛者最宜，它能促進淋巴細胞的轉化，提高 T 細胞比值，增強白細胞或網組織細胞的吞噬功能，能抑制腫瘤細胞的生長，治療腫瘤時的用量是常用量的 2~3 倍。

【附子、川烏、草烏】三者同屬辛，大熱有毒之藥，但其功能不同。附子溫中散寒，有回陽救逆之功，並走肝家的氣分；川烏與草烏偏走肝家血分，故有攻積、消癥作用。在治療肝癌時，宜用於寒邪久瘀所致積聚、癥塊之證，但不可多用，以免傷肝陰而致死亡。

【小茴香】辛溫，入肝、腎、脾、胃經，理氣止痛，

調中和胃，辛能行血散寒瘀。治療肝癌時，對於寒瘀相結者用之速效，然肝陰已很弱者絕對禁用。

我在臨床上多選用，藉以達到溫化寒瘀而使血液能暢達無阻的目的。

【吳茱萸】辛苦，大熱，有小毒，入肝、胃、脾、腎經，溫中止痛，理氣止嘔，對胸脅疼痛均有效，對肝癌所致的脅痛也有效，但不能常用，常用則耗傷陰液。常與川黃連配合，名為「左金丸」，有較好的療效。

五、涼血化瘀、解毒攻毒類

涼血化瘀藥是治療肝癌的常用藥，如羚羊角、犀牛角、龜板、鱉甲等藥益肝陰，以達清熱敗毒的目的。還有利用毒性藥物以達治療肝癌的目的，如蜈蚣、全蟲等。

【羚羊角和犀牛角】皆屬酸苦性寒之藥，具有冷血、清肝熱、解肝毒之功，故可條達肝體，使其平衡協調，完滿地清洗肝臟的毒素。

【龜板和鱉甲】通過滋補肝陰，使其陰足則能潛藏陽氣，增強肝臟的營血。陰血足，則氣不外瀉，從而促使肝臟正常功能的恢復。

【全蟲與蜈蚣】同屬肝熄風藥，也可以說是以毒攻毒藥物，不僅對肝癌療效顯著，對其他癌也有抑制癌細胞轉移的功能。

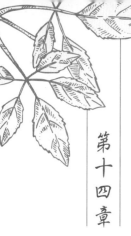

第十四章 肝癌移植術後的復發及轉移的診治

首先，我們要知道什麼叫「肝癌移植術」。簡單地講，就是將患有癌細胞的肝臟切除，再將健康人的肝臟植入患者體內。只在兩種情況下可以進行肝臟移植手術，一種是肝硬化患者，另一種是肝癌患者。除了這兩種患者以外，其他肝病不做移植術，所以說它是有侷限性的，是一種複雜的高科技的手術，但預後並不理想。

我們臨床治療 10 例肝癌移植術後患者中，兩例術後沒有化療，其餘均用化療，其中有 8 例復發轉移，一例有胸積液，一例有腹水。肝癌移植術後，有的繼發性肝轉移，有的雙肺轉移，有的胰腺、腹膜後淋巴轉移，有的肝癌移植術後出現大量胸積液，還有的是肝癌移植術後 AFP 直線上升 3 萬多，情況都大不相同。

中醫治療此類病在歷史上無任何記載，更沒任何依據可查，從古到今，沒有中醫治療肝癌移植術後的治療論文。我在臨床上運用中醫藥治療 9 萬餘例的各類癌症患者中，也從未有這樣的先例。

經過兩年多的臨床治療，對這 10 例肝癌移植術後患

者的病情進行摸索治療，實踐證明，中醫藥能夠緩解此類患者的痛苦，延長生命，提高存活質量。

其與治療原發性肝癌（沒有移植過的肝癌）患者的辨證施治、處方用藥方法基本一樣，不同的是要考慮異體臟的來源。肝癌患者大都是性格剛直，易動肝火，激動易怒，怒傷肝，肝鬱氣滯，氣滯血瘀，瘀久成毒，毒瘀相結而成腫塊。雖然是局部病變，但也會影響到全身，使五臟六腑均受到不同程度的改變，移植只是將患者的病肝切除，再植入所謂健康人的肝臟，並沒有將已經受損的五臟六腑的功能復原，只是祛除局部病灶。

這樣移植後，已受氣的肝臟與以前患者機體的五臟六腑所受的損傷合為一體，再加上術後要化療，就更進一步使機體的抵抗力低下，也就會給復發、轉移創造有利條件，所以會形成繼發性肝轉移及廣泛轉移。

這裏再說一下繼發性肝轉移及廣泛轉移的推理分析。繼發性肝轉移，首先要知道肝源是否有問題，為什麼要這樣說呢？因移植的肝，不全是繼發性轉移，只有幾例是繼發性肝轉移，有多例是廣泛轉移，轉移到他臟及腹膜後淋巴、雙肺、胰腺等。移植來的肝再繼續長癌細胞，可以推斷這個移植過來的肝原來可能就是個肝病患者，如 A 肝治癒或者原先患有 B 肝，都有可能會形成繼發性轉移。還有一種可能是因犯在獄中的精神壓力及生活條件上的不足，或是受到不同類型的刑罰而致肝鬱氣滯、血瘀，但未形成毒，移植到肝癌患者體內，恰好有這樣的條件而逐漸形成。另一種是廣泛轉移，廣泛轉移是未做肝移植就已埋下了癌細胞，但未有發芽生長，後來由於移植過來的肝臟

抵抗力低下，不能將瘀毒袪除，再加上化療後，機體抵抗力低下，而化療後又需要大量的血液製品增加營養，這樣就給埋在體內某臟腑組織器官的癌細胞創造了條件，癌細胞得到充足的營養，這就叫「正未扶，而邪先強」，從而促使癌細胞的增長而形成廣泛轉移。

中醫治療此類患者時間不長，形成繼發性肝癌及廣泛轉移的病種是前所未有的，只能「摸著石頭過河」，進行探索性的治療。但是，中醫不考慮移植不移植，而是利用中醫的四診、八綱來調查研究。

首先，要瞭解患者的所有症狀，再細觀患者的精神、氣色、體型等各種狀況，然後進行八綱辨證，掌握病機再進行立法方藥，進一步觀察治療。

五臟六腑各司其職，但相互之間也要協調與制約，這就是陰陽，陽中有陽，陽中有陰，陽中有至陽；陰中有陰，陰中有陽，陰中有至陰。如何依據藥物的屬性、歸經、功能來選擇最適合機體所用的成分、最有親和力的藥、最與肝移植後匹配的藥，是一個較難的問題，在配伍時要特別嚴謹。要考慮元氣、氣血虛損的程度是太過還是不足，治療上採取補陰還是補陽，是益氣還是補血，或者是氣血雙補，更主要的是考慮是否有副作用，或者是不良反應，重複力又怎樣。

例如，我們研製的羚菊化瘀丸，療效就非常好，而且重複力較強。只要是頭顱內的腫瘤，不分良、惡性，不分腫瘤的位置，配合「逐瘀膏」貼穴位，療效都非常滿意，頭顱部腫塊均消失。

我們都知道「六味地黃丸」是內服丸藥，從古到今，

崔扣獅老中醫肝癌治療經驗

已在臨床沿用幾千年不衰，為什麼呢？中醫中藥是我們先祖的發明與創舉，不是沒有經過實踐驗證的，不是沒有科學道理的，不是經不起臨床實踐檢驗的，現在要用西醫那一套來檢驗中醫的四診八綱、衛氣營血、六經等辨證施治的方法是行不通的。中醫雖然是一門模糊學，但不等於不科學，只是它的科學之處還尚未被人們研究通。

例如，西醫治療「腦膠質瘤」就是開顱切除，確實科學，但是復發、增大或轉移後就無法多次進行手術治療，多次行開顱手術的患者有的最終成為植物人。而我用中醫外貼膏藥、內服中藥的方法就可以使腦膠質瘤消失。哪個高明？哪個科學？

不論是肝硬化還是肝癌患者，做肝移植術確實科學，可是預後並未能達到我們想要的理想效果。付出幾十萬元或者上百萬元，只維持不到一年時間就去世，付出的代價要遠遠大於收穫，而且還不是高品質的生活。而中醫治療的肝癌患者，有些存活近 30 年，而且健康生活，花費不足萬元。我們可以比較一下，哪個科學，哪個療效可觀，哪個生活品質高，哪個付出多，哪個收穫大。

目前，中國肝硬化移植術後患者存活時間最長不足 9 年，肝癌移植術後存活時間更短，而且肝源缺乏，再加上高昂的手術費用、長期的服用排異藥，在中國，有幾個家庭能夠承受這樣的天文數字呢？關鍵是肝癌移植術後的患者並非高品質地生活，而是遭受更大的痛苦。

據我對臨床上治療肝移植術後的患者療效觀察，確實可喜，這樣便為進一步研究肝癌移植術後患者的治療方法探索出一條新路。具體治療用藥，請看病例。

附 1 肝移植病例

病例 1

患者患肝癌，在北京 309 醫院做肝移植術後一年多，發現肝內復發轉移，雙肺均有轉移灶，腹膜後淋巴結多發轉移。這在中醫幾千年的論著中未有記載，無據可查，更是從未有過中醫治療肝移植後肝內復發及廣泛轉移的先例，這是本人在治療癌症臨床上的初探。

患者孔某某，男，48 歲，山東省定陶縣人，於 2006 年 6 月 4 日來我院就診，是經中國人民解放軍 309 醫院、肝移植專家杜國盛推薦來的。患者肝移植術後 19 個月複查發現：移植肝內多發性復發、腹膜後淋巴結多發性轉移及雙肺多個結節轉移灶。

【現病史】患者於 2004 年 7 月查出肝癌，8 月在北京 309 醫院做肝移植術，術後行化療，並服排異藥，定期複查，未見異常。2006 年元月，出現腹瀉，經多項檢查，發現 AFP 值增高，在家中服止瀉藥，以後複查未見異常。5 月 29 日到北京解放軍總醫院附屬二院做彩超檢查，發現「肝內多發低回聲結節」，5 月 30 日到 309 醫院做 CT 複查報告：肝移植術後，肝臟可見多發大小不等結節低密度影，腹膜後多發性結節。意見：肝臟移植術後改變，肝內及腹膜後淋巴結多發轉移。6 月 4 日入住我院，當日到運城市中醫院做 CT 檢查發現：雙肺散在分佈多個大小不等的類圓形結節灶，邊界清楚，以近胸膜下為著，氣管主段、支氣管通暢，縱隔淋巴未見腫大，餘均正常。

【主症】身體逐漸消瘦，體重下降 8 公斤，肝區時有隱痛，兩肩酸困，飯後腹脹，厭食，厭油膩，間斷性腹瀉，3 次／日，小便黃，量中等，年後發熱，體溫未測，疲乏無力，側臥較舒適，不能平臥時間長，時有口乾，睡眠一般。

【望診】患者精神一般，神智清，面色嫩萎不澤，頭顱發育無畸形，雙眼等大，鞏膜無黃染，鼻正中，口唇無青紫，耳聰，耳、鼻、口腔無異常分泌物排出，頸軟不強，兩胸對稱，上腹部有手術傷痕，癒合尚可，肚腹稍有膨隆，四肢活動自如，全身皮膚無黃染，舌質淡紅，舌中部苔厚而不膩。

【聞診】言清語利，回答切題，呼吸平穩，心音清，兩肺呼吸音粗，伴有濕性囉音。

【切診】兩寸脈緩滑，左關浮取微緩，中沉取未及，尺部沉而有力，右關弦滑。

面部無浮腫，兩胸叩診音清，肝臟在 5~6 肋間，右肋下未及，脾臟未及，腹部稍膨隆，未及移動性濁音，傷痕處可觸及稍硬條狀物，壓按未見疼痛，雙下肢未及沒指性浮腫，全身表淺淋巴未見增大。

【專科檢查】

2006 年 5 月 29 日，解放軍總醫院第二附屬醫院彩超檢查：移植肝內多發低回聲結節。

2006 年 5 月 30 日，309 醫院 CT 檢查：肝臟移植術後改變，肝內及腹膜後淋巴結多發性轉移。

2006 年 6 月 4 日，運城市中醫院 CT 檢查：結合病史考慮雙肺多發轉移瘤。

【辨證施治】

(1) 辨證依據：肝移植術後，身體逐漸消瘦，體重下降 8 公斤，肝區時有隱痛，兩肩酸困，飯後腹脹，厭食，厭油膩，間斷性腹瀉，一般 3 次／日，小便黃，量中等，年後發熱，體溫未測，疲乏無力，側臥較舒適，不能平臥時間長，時有口乾，睡眠一般。

素性剛強，嗜好酗酒，工作壓力及不順，長期導致肝鬱氣滯，氣滯血瘀，肝失疏洩，致脾運化功能失常，鬱濕內聚，凝為濁痰，濕、瘀、痰互結成腫塊，致肝臟腫大，壓迫消化道而致上腹脹滿。

因移植來的肝臟是異體，與患者體質即使匹配，也需要有磨合期，再加上未有發揮自身疏洩功能時，機體的氣與血在通過肝臟時，異體肝不能正常疏洩瘀毒，瘀毒蓄積移植來的肝臟而致復生。移植來的肝臟疏洩功能未有正常時，瘀毒由血液循環帶出，到機體薄弱處種植、生長而致轉移；再加上口服排異藥物抑制各臟腑器官的功能不能正常運行，使身體的免疫力低下，而致肝腫塊增大迅速，木侮金而使雙肺形成多個轉移結節。

(2) 診斷：肝積，腹部癥瘕，雙肺肥氣。

(3) 治療法則：疏肝理氣，活血祛瘀，散結消癥，以毒攻毒，健脾利濕，扶正祛邪。

(4) 方藥：

① B1 化瘀膏 3 張，貼中脘、右期門、右肝俞；B3 化瘀膏 6 張，貼雙乳中、雙大包、雙膏肓。

② 內服中藥：當歸 15 克、赤芍 15 克、莪朮 15 克、白花蛇舌草 30 克、半枝蓮 30 克、丹參 30 克、川楝子 15

崔扣獅老中醫肝癌治療經驗

084

克、蜈蚣 15 條、製鱉甲 30 克、砂仁 15 克、製山甲 30 克、虎杖 20 克、茵陳 30 克、生黃耆 20 克、茯苓 15 克、半邊蓮 30 克、白朮 20 克、內金 15 克、田基黃 30 克，水煎服。

2006 年 6 月 24 日，患者服上方 20 劑後，症狀有所好轉，近來胃不適（因在家喝羊湯喝酸奶所致），飲食增加，深呼吸時右脅下時有疼痛，劍突下隱隱作痛，餘未見異常，舌質紅，苔白稍厚，脈左關可以在三部都觸及，但還有點兒沉細，是因移植來的肝臟疏洩功能、藏血功能剛與機體慢慢融合，才是一個開始，其藥證相符，效不更方，繼守上方治療。

於 2006 年 7 月 3 日到運城市中醫院做增強 CT 複查示：雙肺葉均可見多發大小不等的類圓形結節灶，分佈瀰漫，氣管主段、支氣管通暢，縱隔內未見腫大淋巴結，雙側胸膜腔正常。

肝移植術後，移植肝包膜光整，肝體大小形態正常，增強後可見肝實質內多個大小不等的低密度結節灶，肝門部清楚，肝內外膽管無擴張，腹主動脈及下腔靜脈之間可見一不均勻強化的軟組織塊影，大小約 3.7cm×4.7cm，未見膽囊顯示，胰腺、脾臟及所示腎臟均未見異常強化灶，與 5 月 30 日拍的片子對比，無明顯變化，但腹膜後淋巴結未見異常。9 月 19 日、11 月 7 日到北京中國人民解放軍總院附屬二院檢查未有大的變化，屬穩定狀態，患者自我感覺同平素一樣，無異常感覺，繼守上方，外貼、內服治療。

於 2006 年 12 月 5 日再次做胸部 CT 檢查示：雙肺可

見散在多個大小不等的結節影，最大的約 3.8cm 大小，增強後各結節明顯強化，氣管、支氣管通暢，縱隔內可見淋巴結。肝臟加強掃瞄示：肝內、腹膜未見瀰漫低密度區，增強後均呈環形強化，門靜脈、下腔靜脈未見充盈缺損，膽囊缺如，胰腺、脾臟、雙腎形態大小未見異常，腹膜後大血管周圍未見腫大淋巴結。診斷建議：肝移植術後，肝內、腹膜後未見明顯腫大淋巴結。

後來出院，患者再次住北京 309 醫院對症治療，我院開的外用與內服藥一直沒有停用。

2007 年 2 月 3 日，患者還在繼續用我院的藥，派人來取藥，患者在家中，問來人講精神、體質還尚可，就是最近飲食有所減少。

【按】肝癌屬中醫學「癥瘕」、「脅痛」、「黃疸」等範疇。肝性喜條達、惡抑鬱，因患者素性剛強，有酗酒嗜好，再加上平時工作壓力大，生活節奏快，致使肝鬱氣滯，氣滯血瘀，肝木乘土，肝失疏洩，脾失健運，不能運化水濕，濕鬱內聚，凝為痰濁，則所謂痰鬱，痰鬱氣結，極易引起氣鬱痰阻。氣為血帥，氣行則血行，氣滯則血瘀，又易形成血鬱，氣、痰、瘀相互結為毒，蓄積肝臟，久積成塊，這是肝癌真正的病因病理的反映。

這例患者發現肝癌後，未經任何治療，就果斷決定做「肝移植術」，認為肝移植術後就不會復發或轉移，但沒想到後續的治療尤為艱難，每年的花費很驚人，病痛的折磨也相當痛苦。

我院治療的肝癌患者，存活時間最長的已有 30 餘年。可是，肝癌做肝移植術後時間不長而復發轉移的，實

崔扣獅老中醫肝癌治療經驗

為未從治過，並且此患者還在服排異藥期間。

經過深思後，才開始給予治療，採取了不扶正，只採用活血化瘀、清熱排毒、軟堅散結、以毒攻毒的方法進行治療，經過近 7 個月的治療，肝部的腫塊消失，腹膜後多個轉移淋巴結祛除，體質保持同平素一樣。但是，雙肺轉移的病灶卻有增無減，未能得到控制，因患者感冒發燒而再次到 309 醫院住院治療，其間，患者未終止用我院的外用及內服藥物。

2007 年 3 月 2 日，家人來我院取藥時瞭解患者精神、身體狀況尚可，唯一不足就是飯量下降。2007 年 9 月 1 日，電話諮詢患者病情，家屬講患者現在山東省腫瘤醫院住院治療，只是給支持療法，仍用我院的外用藥，飲食尚可，身體有點兒消瘦，活動自如，雙肺未有發展，同前一樣。

病例2

患者季某某，男，36 歲，北京豐台區人，經中國人民解放軍 309 醫院肝移植專家杜國盛推薦，於 2006 年 6 月 26 日來我院就診。

【**主訴**】肝癌移植術後肝內多發性轉移。

【**現病史**】2005 年 8 月 8 日，進食後感到右脅肋處隱隱作痛，遂去 302 醫院做超音波、CT 檢查確診：原發性肝癌，查後做介入治療，24 日住 309 醫院。術前檢查為：原發性肝癌，未發現轉移。於 9 月 14 日去 309 醫院做肝移植術，術後一直挺好。2006 年 2 月複查，發現肝臟有兩個陰影，但沒有做增強 CT 進一步確診，認為正常。3月份做 CT 複查仍未能確診，5 月 22 日化驗 AFP：1000，

6月9日做增強 CT 確診：轉移性肝癌，6月23日將片子送到北京友誼醫院會診並確診：肝多發性轉移癌。

【主症】厭油膩，噁心嘔吐，飲食一般，舌面兩處潰瘍，肝區無痛無脹，左肩胛癢，無疲乏感，每天下午休息後精神好轉，午後體溫 37.5℃，噯氣，大便一日兩次，成形，小便尚可，淡黃色，身體未見消瘦。

B肝十多年，吸菸每天 20 支，不喝酒，沒有藥物及其他食物過敏史，家族無此類病史。

【望診】精神不振，神智清，身體狀況尚可，頭顱無畸形，髮黑，面色青灰不澤，類似滿月面孔，兩眼等大等圓，對光反射存在，鼻正中，口唇無青紫色，耳、鼻、口腔無異性分泌物排出，舌質淡紅，苔薄白，兩胸對稱，腹部有一手術傷痕，癒合尚可。

【聞診】言清語利，回答切題，呼吸平穩均勻，未及咳嗽，心音清，兩肺呼吸音尚可，未聞及、乾濕性囉音，腸鳴音存在。

【切診】兩寸滑數，右關弦滑而數，左關浮取滑數，中沉取無力，兩尺沉緩。上腹部劍突下可觸及一約 10cm×8cm 大小腫塊，質堅硬，凹凸不平，不規則，邊緣光滑，壓按無疼痛，下腹未及腫塊及移動性濁音。

面部無沒指性浮腫，兩胸叩診音清，肝臟在 5~6 肋間，右肋下未及，脾臟未及，腹部稍膨隆，雙下肢微浮腫。

【專科檢查】

2006 年 6 月 23 日，北京友誼醫院會診 CT 報告：肝右、左葉多發大小不等低密度灶。診斷：肝癌移植術後肝

多發性轉移。

【辨證施治】

(1) 辨證依據：厭油膩，噁心嘔吐，飲食一般，舌面兩處潰瘍，肝區無痛無脹，左肩胛癢，無疲乏感，每天下午休息後精神好轉，午後體溫 37.5℃，噯氣，大便一日兩次，成形，小便尚可，淡黃色，身體未見消瘦，舌質淡紅，苔薄白，脈弦滑而數。

患者患 B 肝十餘年，長期導致肝臟瘀毒蓄積，肝質受到損害，致肝臟失去疏洩功能，素性內向，不善與人交流，再加上工作勞累，使肝鬱氣滯，肝腎虧損，脾失健運，濕積成痰，痰、毒、瘀互結所致，移植後的肝臟是異體，移植的肝臟與機體未能協調時，再加上排異藥的大劑量服用，使機體抵抗力低下，原在血液內的瘀毒瘀積到移植的肝臟內，而移植來的肝臟未有正常疏洩功能而導致復發。

(2) 診斷：肝積，腹部癥瘕。

(3) 治療法則：疏肝理氣，活血化瘀，軟堅散結，以毒攻毒。

(4) 方藥：

① B1 化瘀膏 3 張，貼中脘、右期門、右肝俞，48 小時換一次。

② 內服中藥：田基黃 30 克、半邊蓮 30 克、當歸 15 克、赤芍 15 克、莪朮 15 克、白花蛇舌草 30 克、丹參 30 克、製鱉甲 30 克、蜈蚣 15 條（去頭足）、茵陳 20 克、蒲公英 30 克、虎杖 20 克、八月札 30 克、豬苓 30 克、製山甲 20 克、砂仁 15 克。

2006 年 7 月 6 日，患者在 10 天內飲食尚可，感覺上下通了，有力氣了，二便正常，但是體溫總是在 38℃上下徘徊，一直不降，繼守上方治療，終於在 7 月 16 日體溫降至正常，舌脈均可，繼守上方治療。

2006 年 7 月 16 日，患者自覺身體逐漸好轉，體溫穩定，飲食增加，厭油膩好得多，聞到炒菜味不再噁心、乾嘔了，而且想吃肉，精神振作起來，每天散步或同病友打牌也不感乏力，舌質紅，苔薄白，脈弦滑，藥證相符，繼守上方治療。

2006 年 7 月 26 日，近兩天，體溫突然升高，午後最高 39.4℃，伴有惡寒、汗出、舌質紅、苔薄白稍滑、脈疾，證屬內虛邪實加外感，宜在治本的基礎上加服清熱解毒的方藥，服 6 服後體溫基本穩定，舌質紅，苔薄白，脈弦滑稍數。

2006 年 7 月 27 日到運城市中醫醫院做胸、腹 CT 檢查見：肝臟同前一樣，未有發展，雙肺未見異常，右側胸腔有少量胸積液。

【證屬】肝木侮金乘土所致，侮金其因是服排異藥降低了機體免疫力，乘土是肝病直接影響脾臟，脾失健運，肺氣不宣所致的胸積液，治宜加三味藥（廣木香、砂仁、川貝母）。

2006 年 8 月 13 日，近 10 多天來體溫時有升高，有時肝區有針刺樣疼痛，噁心，後背有點兒不適，飲食一般，大便 2 次／日，時稀，小便黃，舌質淡紅，苔薄白，脈滑數。證屬病久多虛，癌症患者都是本虛標實，木乘土而脾失健運，濕從熱化，故發燒纏綿難降，治宜醒脾清熱，甘

溫扶正退燒，將上方去桑葉、菊花、沙參、蒲公英、胡黃連、麥冬，加蒼朮 15 克、菖蒲 9 克、紅參 10 克、醋炒五靈脂 15 克、生黃耆 30 克、羌活 10 克、黃芩 6 克，水煎服。

2006 年 8 月 23 日，服上方 10 劑後，體溫慢慢穩定，肝區疼痛消失，不噁心，飲食增加，大便 1~2 次／日，小便淡黃量增，1300ml/24 小時，舌質淡紅，苔薄白，脈滑稍數，藥證相符，繼守上方治療。患者電話諮詢其主治專家，專家建議排異藥只服一種，而且降到最小劑量。

2006 年 9 月 16 日，患者服上方後，體溫穩定，納差，有點兒心悸，大便 6~7 次／日，小便尚可，色淡黃，疲乏無力，精神不振，舌質淡紅，苔白稍膩，脈沉滑而數，證屬中氣不足，而致便稀頻，在上方內加白叩 15 克、車前子 15 克。

2006 年 9 月 26 日，服上方後大便成形，1~2 次／日，無腹痛和下墜感，精神有所好轉，小便量增多，可體溫突然上升到 39.4℃，給用清熱解毒藥，上方內加葛根 30 克、酒黃連 9 克，體溫降至 36.5℃，餘無異感。

2006 年 9 月 29 日做 CT 檢查，與 2006 年 7 月 27 日 CT 片相比，肝臟體積明顯增大，原肝內多發低回聲區大部改變成片狀，餘未見異常。

2006 年 10 月 6 日，患者最近體溫穩定，疼痛消失，飲食增加，雙下肢沒指性浮腫，精神大有好轉，二便均正常，體重增加 2 公斤，舌質淡紅，苔薄白，脈滑稍數，繼守上方治療。

2006 年 10 月 24 日，肝區無不適及疼痛感，飲食增

加，飯後上腹部無憋脹感，雙下肢沒指性浮腫消失，同病友可以打牌，舌質淡紅，苔薄白，脈緩滑稍數。因患者服排異藥，致使身體逐漸虛弱，藥物調整後恢復，建議帶藥回家，鞏固療效。

2006 年 10 月 27 日，患者妻子來電說，經北京協和醫院做 PET 檢查，肝臟已完全被腫物占據，其他臟器未見轉移，該院醫生詢問患者在什麼地方治的，患者說是在我院治療的，該醫生說，能給你的病控制到這樣的程度很不簡單，是個奇蹟，建議患者做第二次肝移植手術。

2006 年 11 月 18 日，患者妻子來電說，患者輸血後，精神振作，飲食尚可，無乏力感，餘無異感，要求繼續服用我院藥物。

2007 年 2 月 25 日，患者妻子來電說，患者已於 2007 年 2 月 16 日去世，因他的兩個弟弟從湖北來看他，勞累過度而致感冒發燒，體溫突然升至 40℃，醫院未能及時把體溫控制住，第三天聯繫好醫院住院治療，體溫仍未能降下來，入院各種化驗指標均正常，入院第二天患者昏睡過去，再也沒有醒來。

【按】從這兩例肝移植術後肝轉移、雙肺轉移患者來看，我有一個不成熟的想法：肝移植術後的患者不是不能加強機體的免疫力。西醫讓患者服用排異藥，以防機體各臟腑排擠異體肝，從而降低了機體免疫力。其實不然，只有加強機體抵抗力，才能使肝臟不蓄毒。在增強機體抵抗力時，也要保肝，使肝能正常疏洩，從而達到保肝、疏肝、不留邪的目的。只有這樣，才能使移植來的肝臟不會發生轉移，即使邪毒從血液中蓄積肝臟，因它疏洩正常，

就不會蓄積成塊。以上是我個人的看法，還需同道們指正，我也將在實踐中繼續探索。

病例 3

患者田某某，男，47 歲，河南省商丘市人，2006 年 8 月 5 日入住我院。

【主訴】肝癌移植術後肝內伴腹膜後淋巴結轉移。

【現病史】2005 年 10 月，到北京 309 醫院做肝癌移植術，術後進行化療。2006 年 7 月，自覺乏力，腰痛，肝區不適，少腹下墜，去 309 醫院複查，CT 檢查確診：肝移植術後改變，腹膜後淋巴結腫大，肝內囊性病變不除外，建議到 301 醫院做介入治療。本人及家屬不同意，經杜國盛推薦來我院住院治療。

【主症】腰痛，夜重晝輕，沒有食慾，乏力懶動，身體肥胖，飯後上腹部憋脹，大便 1 次／日，不燥，小便淡黃色，喝水少則紅黃似濃茶色，量尚可，體溫不高，雙下肢無浮腫。

【望診】精神尚可，神志清，身體肥胖，頭顱無畸形，頸軟不強，髮黑光澤，面色晦暗不華，並伴有滿月臉，鞏膜無黃染，肌膚無黃染，鼻正中，口唇無發紺，耳、鼻、口腔無異常分泌物排出，兩胸對稱，上腹有「半月圓形」手術傷痕，劍突處有一未癒合創面，下腹平坦，雙下肢無浮腫徵象，四肢活動自如，舌質淡紅，邊有齒印，苔厚膩滿佈舌面。

【聞診】言清語利，回答切題，心臟無雜音，雙肺呼吸音清，無咳嗽，腸鳴音存在。

【切診】面部壓按無浮腫，全身淺表淋巴未及腫大，

肝臟在 5~6 肋間，右肋下未及，壓按疼痛，劍突下可觸及一 7cm×8cm 大小的腫塊，質硬而不堅，腹部膨隆，脂肪較厚，未及明顯移動性濁音，脾臟未及，劍突骨處有一未癒合創面，局部發熱，下腹部柔軟平坦，未及異常，雙下肢未有凹指性浮腫，左關脈沉細未及，右關弦滑，雙尺沉緩。

【專科檢查】

2006 年 7 月 25 日，北京解放軍總醫院二附院超音波檢查示：移植肝聲像圖未見異常，雙腎、膀胱聲像圖未見異常。

2006 年 7 月 28 日，北京解放軍總醫院二附院 CT 檢查示：肝移植術後改變，腹膜後淋巴結腫大，肝內囊性轉移不除外。

【辨證施治】

(1) 辨證依據：腰痛，夜重晝輕，沒有食慾，乏力懶動，身體肥胖，飯後上腹部憋脹，大便 1 次／日，不燥，小便淡黃色，喝水少則紅黃或濃茶色，量尚可，體溫 37℃，雙下肢無浮腫。

患者有 B 肝病史 15 年，素性剛強，易動肝火，肝鬱氣滯，氣滯血瘀，肝鬱乘土，脾失健運，瘀濕互結而成痰毒，久而致本虛，而成肝積、癥瘕。肝雖移植，但畢竟不是自己的肝臟，需經長時間磨合，手術剖腹必傷元氣，而虛上加虛，邪乘虛而入，從而血液中的「毒瘀」積蓄於移植過來的異體肝臟，而成癥塊，手術的周圍組織受損，瘀毒可以乘虛而侵，致毒積成塊，正所謂《內經》所說：「正氣內存，邪不可干，邪之所湊，其氣必虛。」

(2) 治療法則：扶正袪邪，活血化瘀，軟堅散結，以毒攻毒。

(3) 方藥：

① B1 逐瘀膏 3 張，貼中脘、右期門、右肝俞，48 小時換一次。

② 內服中藥：當歸 15 克、赤芍 15 克、莪朮 15 克、白花蛇舌草 30 克、半邊蓮 30 克、血丹參 30 克、砂仁 15 克、黃芩 10 克、半夏 15 克、陳皮 9 克、茯苓片 20 克、製鱉甲 30 克、醋製山甲 15 克、蜈蚣 15 條（去頭足）、夏枯草 30 克、香附 15 克、醋製青皮 9 克、豬苓 30 克、川楝子 15 克、田基黃 30 克。

2006 年 8 月 15 日查房，患者述：體溫穩定在 36.5℃ 左右，腰痛大減，飯後腹脹較明顯，飲食量多一點兒則感腹脹，但肝區疼痛消失，大便 1~2 次／日，小便 1600ml/24 小時，舌質淡紅，苔薄白，脈弦滑。證屬脾受木制，運化失司則腹脹，繼用上方去黃芩、蒲公英、香附、陳皮、青皮、半夏、豬苓，加廣木香 15 克、青木香 15 克、藿香 12 克、川朴 10 克、枳實 10 克。

2006 年 8 月 25 日，患者述：腹脹緩解，排氣較多，飲食少增，有飢餓感，午後腹脹 1 小時左右即消，小腹下墜，腰痛明顯，舌質紅，苔白稍厚，脈弦滑，肝脈下抵腹部至陰器，肝瘀毒下注而致下墜，治宜溫化寒濕、理氣消脹。繼守上方，去廣木香、青木香、枳實，加炒小茴香 10 克、沉香 5 克、炒玉片 15 克。

2006 年 9 月 5 日，患者述：服上方脹墜緩解，右脅及腰部疼痛難忍，大便 2 次／日，量不多，小便量中等，

飲食增加，飯後憋脹未作，舌質紅，苔薄白，脈弦滑。證屬肝腎同源、子奪母氣所致。繼守上方，去小茴香、沉香、炒玉片，加枸杞子 15 克、菟絲子 15 克、生白朮 25 克。

2006 年 9 月 18 日，患者述：昨天飯後吃了幾片豬肝後服藥，晚上約 10 點左右出現嘔吐，心情煩躁不安至今早 7 點鐘，坐臥不可，腹脹痛不明顯，沒有休息好而致面部浮腫，小便量少，約 300ml/24 小時，昨天大便 2 次，量少而黏，今早查房時給輸氧氣後症狀得到緩解，舌質暗紅，苔白厚，脈沉緊而滑。

患者自入院以來，總是不配合治療，不忌口，尤其是吃豬肝，殺死豬的豬肝為敗肝，再加上移植來的肝是異體肝，會使異體肝受損，故出現嘔吐、心煩不安，這樣使病情加重。CT 檢查：肝內腫塊明顯增大，身體明顯消瘦，脈搏也出現變化，故我院建議他帶少量的藥回去治療。

2007 年 10 月 4 日，患者去世，但在去世時沒有任何痛苦。

【按】這位患者生性剛強，肝火過盛，易發脾氣，怒傷肝，肝鬱氣滯，氣滯血瘀，體胖多濕，木鬱土不運，濕蓄體內久積化熱，煎熬成痰，痰瘀互結而成毒，毒蓄而成塊，原有 B 肝，再加上嗜好蒸酒，肝受損而不抵邪，從而肝結成塊。

移植來的肝臟本來就虛，可全身的血液中毒素慢慢積淤肝臟，使肝臟蓄積成塊，腹腔臨近組織也受到損害，而變質成癌。其主要原因有：① 手術剖腹將元氣放出，身體受損而致抵抗力低下；② 術後行化療，使機體抵抗力

更加低下，無力抗邪；③ 術後服排異藥。

　　長期大劑量服排異藥，使患者精神不振、萎靡乏力，機體抵抗力低下，加之原血液中的瘀毒還未清理乾淨，又植入異體肝臟，這樣蓄積的瘀毒就會侵及被植入的異體肝，也就是我們所說的癌轉移。

　　我認為，只要機體抵抗力強壯，血液內的瘀毒會慢慢消失，再加上保持肝氣暢通，瘀毒就難積於異體肝臟，所以就不會成塊、復發、轉移，即使原來有淋巴結轉移，也會消失。

病例 4

　　患者陳某某，男，52 歲，浙江省溫州市人，2006 年 9 月 21 日入住我院治療。

　　【主訴】肝癌移植術後伴胸積液。

　　【現病史】2005 年 10 月份，患者無誘因發燒，遂到四川省攀枝花市醫院行彩超檢查提示：瀰漫性肝炎，肝功能檢查未有異常。當時未採取任何治療，後來反覆發燒，按感冒治療未有效果，病情未有好轉。2006 年 5 月中旬到浙江醫科大學附屬二院做超音波、CT 檢查，確診為「瀰漫性肝癌」，查後行介入兩次，療效不滿意，於 7 月 23 日入住北京 309 醫院，做各種檢查後結論同上院一樣，於 7 月 30 日行「肝癌移植手術」，術後病理檢驗：肝臟肝細胞癌，切除腫塊大小約 8cm×6cm×6cm，肝炎肝硬化、慢性膽囊炎。8 月 11 日做彩超檢查，發現腹腔侷限性積液，在 309 醫院做引流。9 月 15 日做胸部彩超發現右胸有大量的積液，查後抽胸積液 900ml，淡黃色水，於 9 月 20 日出院，聞知我院，前來要求住院觀察治療。

【主症】滿腹腔持續性疼痛，飯後腹脹較甚，走動後緩解，胸悶氣短，呃逆，後背痠痛，右上肢痠痛，飲食減少，身體較前消瘦，大便 1~2 次／日，稀便，小便量尚可，夜間腹部有沉脹感，睡眠差，時有頭痛，疲乏無力，畏寒，沒有低燒。

【望診】舌質淡紅，苔薄白，邊有齒印。精神不振，神智清，身體消瘦，頭無畸形，髮黑有光澤，頸軟不強，面色晦暗不華，呈滿月臉，鞏膜肌膚無黃染，鼻正中，口唇無發紺，耳、鼻、口腔無異常分泌物排出，兩胸對稱，全身無出血點及瘀斑，四肢活動自如。

【聞診】患者聲音清晰，但低弱，回答切題，呼吸短促，無咳嗽，心音清，心律不整，有期前收縮音，左肺呼吸音粗，右肺下葉聽不到呼吸音，腸鳴音存在。

【切診】脈弦滑而緊。患者面部無浮腫，心界不大，左肺呼吸音清，右肺下葉濁音，肝在 5~6 肋間，右肋下觸及明顯，拒按，腹部有一引流管，有一手術傷痕，癒合一般，傷口下方有硬結，脾臟未及，腹部膨隆，移動性濁音不明顯，雙下肢無浮腫，淺表淋巴未及腫大，下腹部無移動性濁音。

【專科檢查】

2006 年 8 月 4 日，309 醫院病檢：肝臟肝細胞癌，腫塊大小約 8cm×6cm×6cm，肝炎肝硬化，慢性膽囊炎。

2006 年 8 月 11 日，309 醫院彩超檢查：腹腔侷限性積液。

2006 年 8 月 28 日，309 醫院 CT 檢查：肝移植術後未見明顯異常，右胸腔積液。

崔扣獅老中醫肝癌治療經驗

2006 年 9 月 19 日，309 醫院生化檢查：胸水 TPH：
54.1，胸水 GLU：13.46。

【辨證施治】

(1) 辨證依據：滿腹腔持續性疼痛，飯後腹脹較甚，
走動後緩解，胸悶氣短，呃逆，後背痠痛，上肢痠痛，飲
食減少，身體較前消瘦，大便 1~2 次／日，稀便，小便
量尚可，夜間腹部有沉脹感，睡眠差，時有頭痛，疲乏無
力，畏寒，沒有低燒。

(2) 病因病機分析：患者素性剛強，加上做生意，勞
累過度，肝鬱氣滯，氣滯血瘀，木鬱乘土，脾失健運，濕
積中焦，積久化熱，熱與濕成痰，痰瘀互結而成毒，毒積
肝臟而成腫塊。

肝移植術後，剖腹大傷元氣，元氣洩而惡氣也隨之
洩，移植來的肝臟必不是一體，功能配合有異，而致腹脹
腹痛，活動則減，胸悶氣短是因木侮金，肺氣不懸而致成
懸飲，積於胸腔，而壓迫肺，致呼吸短粗、胸悶、氣短。
肝為藏血之臟，移植來的肝臟還未能融入這個機體，功能
未能與脾相配而致身體消瘦、疲乏無力、後背痠痛。肝不
藏血，血不養心，而出現睡眠差。

剖腹後，元氣洩之，正氣不足，感受外邪，肺為上
焦，宣發受阻，水液停蓄，上焦失宣，中焦失布，肝腎同
源，腎陽虛則不能溫煦肢體則畏寒。

(3) 治療法則：扶正祛邪，宣肺利水，健脾利濕，益
腎陽而暖肝，以毒攻毒。

(4) 方藥：

① B1 化瘀膏 3 張，貼中脘、右期門、右肝俞。

②B3 化瘀膏 4 張，貼雙乳中、雙膏肓，48 小時換 1 次。

③內服中藥：

【方一】當歸 15 克、生地黃 30 克、廣木香 15 克、車前子 30 克（另包）、葶藶子 15 克（另包）、川貝母 15 克、魚腥草 30 克、重樓 20 克、大棗 10 枚，水煎，飯後 20 分鐘服用。

【方二】當歸 15 克、赤芍 15 克、白芍 15 克、川楝子 15 克、蜈蚣 10 條、白花蛇舌草 30 克、半邊蓮 30 克、血丹參 30 克、砂仁 15 克、醋鱉甲 30 克、柴胡 9 克、八月札 30 克、茯苓片 15 克、莪朮 15 克、杞果 10 克、麥門冬 12 克、生地黃 20 克，水煎，飯前服。

2006 年 9 月 23 日，查房時，患者述：昨夜腹內有翻滾樣疼痛，大便 5 次，今早大便兩次，稀便，小便正常，腰部痠痛，飯後腹脹，無食慾，舌質淡紅，苔白根部厚，脈虛滑而緊。

證屬：本虛標實，中焦虛，脾胃受藥物所致。治宜繼守上方加理氣消脹、益氣健中之藥。

2006 年 10 月 1 日，患者述：服上方後，腹脹腹痛稍有，後背痠痛消失，大便 2 次／日，不成形，小便淡黃色，量中等，飲食未增，臥床則咳嗽，約 10 分鐘後緩解，舌質淡紅，苔薄白，脈滑緊。

證屬：濕寒阻滯中焦，懸飲未減致咳嗽、氣短，脾陽虛而致口淡無味，舌質淡紅，苔薄白，脈滑緊。治宜提壺揭蓋，溫肺散寒而止咳，益脾陽而運濕利水。繼在【方一】中加麻黃 10 克（後下）、附子 30 克（先煎）、桂枝

15克、炙甘草20克、乾薑9克、細辛3克、半夏20克。

2006年10月11日，患者述：服上方10天，症狀基本消失，後背痠痛微有，腹脹消失，飲食增加，大便2次／日，溏而不稀，小便增多，排氣多，仍有咳嗽氣喘，而且較前為甚，舌質淡紅，苔薄白，脈弦滑。

證屬：懸飲增多，急則治標。X光檢查，胸積液增多，急需抽胸積液，則要留人治病，抽胸水1500ml，繼用上方治療。

2006年10月23日，患者述：服上方治療後，所有不適症狀基本消失，偶有不適，精神振作起來，下床活動增多，還可以到院外散步，舌質淡紅，苔薄白，脈弦滑。

證屬：肝移植術後，肺失肅降，肝功能未與機體臟腑協調，脾失健運，腎陽虛。治宜將上述兩方改為一個方子，主攻主病，兼調次症。

【方三】當歸15克　赤芍15克　川楝子15克　蜈蚣10條　白花蛇舌草30克　半枝蓮30克　砂仁15克　製鱉甲30克　茯苓15克　豬苓20克　生白朮15克　車前子20克（另包）　澤瀉15克　桂枝9克　重樓20克　薤白15克　瓜蔞30克。

2006年10月28日，患者述：感覺較好，精神振作，體重增加，活動自如，咳嗽氣短10天後便加劇，是因胸積液所致，建議出院回家，帶15天藥服用。

2006年12月7日，患者來電話說，服上方時在浙江省某醫院插管引流12天，就不再生水，胸水消失。肝移植術後，各項化驗與各項生化指標均正常，繼守上方鞏固療效。

2007 年 4 月 14 日，患者來電話說，精神振作，體重增加 5 公斤，肝區無不適感，胸水未有，勞累過度則感乏力，二便均正常。

2007 年 6 月 11 日，患者來電話要求再繼續服一療程的藥。

2007 年 9 月 1 日，患者來電話說一切正常，化驗結果各項指標都正常，他還要求繼續服藥，我建議他可以停藥。

病例 5

患者劉某某，男，50 歲，河北省石家莊市人，2006年 8 月 26 日入住我院要求治療。

【主訴】肝癌移植術後胰腺及腹腔淋巴結轉移化療後。

【現病史】2005 年 10 月，患者感到乏力，睡眠差，當時未以重視。2006 年 3 月 1 日出現發燒，沒有到醫院檢查，只是自己服西藥治療，但不見好轉。於 3 月 17 日到河北省二院做超音波檢查，發現肝臟有異常，進一步 CT 檢查確診：肝癌。帶片到北京 302 醫院專家會診，確診：原發性肝癌。

於 3 月 22 日入住 302 醫院，經過多種檢查，最後決定「肝移植」。於 3 月 29 日行「肝移植術」，術後病理化驗：原發性肝細胞癌，而且是瀰漫性的。術後進行化療 4次，8 月 21 日做 CT 複查：肝移植術後胰腺及腹膜後淋巴轉移，杜國盛主任推薦來我院治療。

【主症】刀口處變天發癢，後背脊柱疼痛，時伴有頭痛，疲乏無力，上樓則氣喘，身體消瘦，口乾口苦，不願

崔扣獅老中醫肝癌治療經驗

喝水，飲食尚可，大便 2 次／日，黃色軟便（曾有過陶土便），小便晝少夜多，每晚 2~3 次，量中等，體溫不高（化療期間體溫 38℃）。

【望診】舌質淡紅，苔薄白，左側邊緣有瘀斑。精神不振，身體消瘦，神智清，頭顱無畸形，髮黑不澤，面色晦暗不華，似滿月臉，雙眼瞳孔等大，鞏膜無黃染、鼻正中，口唇無發紺，耳、口、鼻腔無異常分泌物排出，兩胸對稱，上腹有一手術疤痕，右上腹有一瘡面癒合尚可，下腹平坦，四肢活動自如，肌膚無黃染、無瘀斑及出血點。

【聞診】患者語言清晰，回答切題，心音清，無雜音，略有亢進，左肺呼吸音清，未及乾濕性囉音，右肺呼吸音略低，未及異音，無咳嗽，腸鳴音存在。

【切診】面部無浮腫，頸軟不強，全身淺表淋巴未及腫大，肝在 5~6 肋間，肋下三橫指、劍突下二橫指處捫及包塊，約有 5cm×7cm 大小，質硬而不堅，脾臟未及，腹部脂肪較厚，未及移動性濁音，肚腹柔軟平坦，活動體位，下肢無浮腫，脈弦滑，左關浮取微滑，中沉取無。

【辨證施治】

(1) 辨證依據：患者素性剛強，易激動，不服人，勞累過度，時常應酬，酗酒、嗜厚味，久則肝鬱氣滯，氣滯血瘀，素蓄濕熱在內，脾失健運，濕瘀互結，積瘀肝臟而成腫塊。初無異感，久積增大而致肝臟腫大，呈毒，即使肝移植，異體肝未能與機體融為一體，再加上全身的血液蓄積肝臟，使移植來的肝臟未得以較好恢復，血液的毒邪積於新肝，新肝周圍組織、器官受侵而發有腫塊。手術剖腹元氣大洩，本是虛體，又加上化療，大毒治病必傷臟

腑，必傷正氣，正氣不足則毒邪乘虛而積留腹內，再起凶勢，而致腹內生腫塊，日久成癥瘕。

(2) 治療法則：扶正祛邪，活血化瘀，軟堅散毒，以毒攻毒。

(3) 方藥：

① B1 化瘀膏 4 張，貼中脘、右期門、右肝俞、右腹哀，48 小時換 1 次。

② 內服中藥：太子參 15 克、生黃耆 20 克、當歸 15 克、赤芍 15 克、莪朮 15 克、白花蛇舌草 30 克、血丹參 30 克、川楝子 15 克、蜈蚣 15 條（去頭足）、土茯苓 30 克、製山甲 15 克、醋製鱉甲 30 克、五靈脂 15 克、生蒲黃 15 克（另包）、炒大黃 15 克、半邊蓮 30 克、田基黃 30 克、醋香附 15 克、醋青皮 9 克。

2006 年 9 月 5 日，患者述：用藥 10 天，上述症狀遞減，頸部疼痛，痛而不劇，也有好轉，大便次數時多時少、時稀時黏，稍有乏力，晨起時腰痛，活動後腹脹緩解，舌質淡紅，苔薄白，脈弦滑，左關仍同前一樣，藥證相符，效不更方。

2006 年 9 月 15 日，患者述：感到上下通氣了，全身都特別舒服，乏力感沒有了，飲食增加，情緒特別好，舌質淡紅，苔薄白，脈弦滑，左關沉取同常人一樣，藥證相符，效不更方，繼守上方治療。

2006 年 9 月 25 日，患者述：昨天 CT 複查，胰腺腫塊較前縮小。精神一下振作起來，飲食增加，陣發性疼痛稍有，體溫正常，一般活動尚可，其他未見異常，舌質淡紅，苔薄白，脈弦滑，藥證相符，繼守上方治療。

2006 年 10 月 5 日，患者述：昨晚肝區有隱隱作痛，睡眠差，餘無異感，繼守上方加佛手 20 克、乾薑 6 克。

2006 年 10 月 15 日，患者述：服上方後，肝區疼痛消失，貼膏藥處發癢，但皮膚不變色，大便成形，小便仍是夜間多，量中等，其他未見異常，舌質淡紅，苔薄白，脈弦滑較緩和，藥證相符，不更方，繼續治療。

2006 年 10 月 25 日，患者述：無任何異常感覺，面部滿月容也復常，上述症狀及治療中出現的症狀全部消失，體重有所增加，飲食穩定，一切同常人，繼守上方治療。

2006 年 11 月 16 日，患者 CT 複查：腹膜後淋巴結未有明顯變化。醫生也感到很吃驚，本以為該患者已經不在世了。繼守上方，帶外用及內服藥鞏固療效。

2006 年 12 月 2 日，患者到 309 醫院做各種檢查，所有生化指標均正常，CT 複查：肝臟的腫塊稍有強化，胰頭腹膜後淋巴腫塊未有變化，白細胞由 2.4×10^9/L 恢復到 5.1×10^9/L。

2007 年 2 月 4 日，再次來我院取 20 天藥物回家服用。

2007 年 5 月，患者的愛人講，患者在家後來轉為尿毒症，並透析了幾次，情況挺好。但是，總的來說，不如在我院治療的情況好，後來肚腹都不大了，沒有腹水，原來的腫塊也平下來了，但患者還是於 2007 年 5 月 16 日去世。

病例 6

患者於某某，男，45 歲，遼寧省朝陽區人，2006 年 9 月 9 日入住我院治療。

【**主訴**】肝瀰漫性肝癌，肝移植術後肝內多發性轉移。

【**現病史**】素有 B 肝，2006 年 4 月檢查肝功能，發現甲胎蛋白兩萬多，到朝陽區醫院超音波、CT 檢查結論：瀰漫性肝癌。2006 年 4 月 15 日入北京 309 醫院，於 4 月 27 日行「肝移植術」，術後插引流管引流，術後病理化驗確診：原發性肝細胞癌，術後化療一療程。8 月下旬複查：肝移植術後肝內多發性轉移，杜國盛主任推薦來我院治療。

【**主症**】右後腰背疼痛，呈陣發性脹痛、痠痛，飯後無憋脹，納差，飯後噁心，身體消瘦，劍突下陣發性疼痛，食入後有堵感，口乾，時有口苦，午後有發冷感，體溫不高，疲乏無力，右脅下有一引流管，一天引流 300~800ml，草綠色，時而渾濁，大便 2 次／日，小便 1000ml／日，活動尚可。

【**既往史**】患 B 肝 10 多年，5 年前查出糖尿病。

【**過敏史**】未發現有藥物及食物過敏史。

【**家族史**】否認有腫瘤家族史。

【**望診**】舌質紅，苔白少津。精神不振，神志清，身體消瘦，五官端正，面色晦暗不華，鞏膜黃染，頭無畸形，髮黑少澤，鼻正中，唇有發紺，耳、鼻、口腔無異常分泌物排出，頸軟、喉居中，兩胸對稱，全身肌膚無黃染、無瘀斑、無出血點，四肢活動自如。

【**聞診**】患者語音清晰，聲音略低，回答切題，呼吸平穩，無咳嗽，心音清，未及雜音，兩肺呼吸音清，無乾濕性囉音，腸鳴音存在。

崔扣獅老中醫肝癌治療經驗

【切診】脈弦滑微緊，左關脈未及。患者面部無浮腫，肝在 5~6 肋間，右肋下捫及一包塊，質硬而不堅，壓按無疼痛，脾未及，上腹部有一手術疤痕，疤痕下方有一結節，壓按無疼痛，腹右側有兩個引流管，未及移動性濁音，雙下肢沒指性浮腫，全身淺表淋巴未及腫大。

2006 年 8 月 23 日，解放軍總院附屬二院彩超檢查：脾大，肝左葉輕度擴張。

【辨證施治】

(1) 辨證依據：性格內向，沉默寡言，激怒不放，右後腰背疼痛，呈陣發性脹痛、痠痛，飯後無憋脹，納差，飯後噁心，身體消瘦，劍突下陣發性疼痛，食入後有堵感，口乾，時有口苦，午後有發冷感，體溫不高，疲乏無力，右脅下有一引流管，一天引流 300~800ml，草綠色，時而渾濁，大便 2 次／日，小便 1000ml／日，活動尚可。

(2) 病因病機分析：患 B 肝多年，性格內向而剛強，易激怒，而致肝氣鬱結，氣滯血瘀，木乘土，則脾失健運，濕瘀互結，積於肝臟，久積成塊。

(3) 治療法則：清熱利膽，疏肝解鬱，軟堅散結，以毒攻毒，兼暖肝祛積。

(4) 方藥：

① B1 化瘀膏 3 張，貼中脘、右期門、右肝俞，48 小時換 1 次。

② 內服中藥：當歸 15 克、赤芍 15 克、莪朮 15 克、血丹參 30 克、白花蛇舌草 30 克、半枝蓮 30 克、醋製鱉甲 30 克、蜈蚣 10 條（去頭足）、金錢草 30 克、茯苓 20 克、雞內金 15 克、製龜板 30 克、生黃耆 20 克、太子參

15 克、虎杖 15 克、砂仁 15 克、豬苓 30 克、醋香附 15 克、醋青皮 9 克、地龍 10 克、茵陳 20 克。

2006 年 9 月 19 日,患者述:服上方治療 10 天後,症情遞減,飲食增加,飯後偶爾有噁心,右後背及劍突下疼痛時有,午後發冷未再發作,大便 1 次／日,成形,色黃,小便黃色,中等量,舌質紅,苔薄白,脈弦稍緊,左關仍未能觸及,藥證相符,加減為宜,繼守上方去太子參、生黃耆、地龍、青皮、香附,加川烏 9 克、草烏 9 克、附子 9 克、梔子 15 克。

2006 年 9 月 29 日,患者述:疼痛消失,有食慾,飲食增加,精神振作起來,面色漸呈紅黃相間,口唇淡紅而有澤,自覺有一股氣上下打通,乏力稍有,晚飯後可少量活動,只是晚上睡眠不好,大便成形且色黃,1 次／日,小便淡黃色而不渾濁,舌質淡紅,苔薄白,脈弦滑,左關脈沉取可得。

證屬:肝積得到控制,而胃氣漸復,濕熱漸利,藥證相符,繼守上方加川牛膝 15 克、熟棗仁 20 克。

2006 年 10 月 9 日,患者述:飲食好轉,但吃油膩食物則噁心,右脅下時有隱痛,後背又有點兒酸脹感,餘無異感,舌質淡紅,苔薄白,脈弦滑。證屬:移植新肝時有氣滯,熱致肝火上逆,宜清肝利膽,清熱利濕,繼用上方去附子、川烏、草烏,加川楝子 15 克、田基黃 30 克、虎杖 20 克、玉片 15 克。

2006 年 10 月 24 日,患者自覺大有好轉,而且自己堅持不想繼續住院,到 309 醫院商議行肝移植,故帶藥 10 天出院。

2006 年 11 月 10 日、11 月 23 日分別兩次取藥，309 醫院經商議不能再行肝移植，再加上患者自己知道病情已在逐漸惡化，表現得心煩易怒，於 12 月份去世。

附 2　討論

肝癌屬於中國醫學的「癥瘕」、「積聚」、「黃疸」、「臌脹」、「脅痛」等範疇，在醫學著作中有記載，並有治療方法。但是，中醫從未有過肝癌行肝移植術後再在異體肝內繼生癌腫的文字記載。

張景岳在《景岳全書》中提到：「或因攻擊太過而致脹滿等證，則皆虛損之易見也。諸如此類，使非培補元氣，速救根本，則輕者必重，重者必危矣。……若以虛證而妄行消伐，則百不活一矣。」

吳謙《醫宗金鑑‧雜病心法要訣》指出：「欲投諸攻下之藥，而又難堪，然不攻之終無法也。須行九補一攻之法。是用補養九日，俟其可攻之機，而一日用瀉下之藥攻之。」可見，張景岳、吳謙主補而反對攻法，強調養正補虛。眾醫皆知，肝癌患者本是「本虛標實」證，軀體虛而局部實，邪實而導致體虛。

肝癌患者的病因多為情志不暢、飲食不節、膏粱厚味所致，導致機體內臟失衡而形成虛、瘀、痰、毒。其中，虛為本，痰、瘀、毒為標，病位在肝，常累及脾、腎。我認為，肝是因虛而得病，因虛而致邪實，是機體為虛、局部為實，治療應堅持「扶正祛邪」、「活血化瘀」、「以毒攻毒」、「留人治病」的原則，切忌單純採用「以毒攻毒」

和大劑量攻伐損傷正氣的治療方法。

肝癌移植術，是將病肝切除，換上異體之肝，使機體氣血大傷，元氣洩漏，而致虛上加虛，而且是虛中夾實。西醫是在術後加化療，還使用大量的排異藥，致使身體虛弱而不會出現排異反應。其實臨床所見，移植後，患者肝臟繼發轉移或者廣泛轉移，仍然採取大毒治病（化療、服用排異藥），這樣使患者身體極虛而癌腫繼續增大，無法救治而死亡。

肝癌移植來的異體肝繼發癌變，因氣滯血瘀，又有元氣洩之，氣血大傷，脾失運化而致濕痰、痰瘀互結而成腫塊。對於正氣特虛的患者，已是風中殘燭，岌岌可危，故不可妄加攻伐。

我將這類患者歸納為以下幾種證型：脾腎陽虛型、脾肺兩虛型、肝腎陰虛型、瘀毒流注型。異肝繼發型肝癌多見於這幾種證型，但隨著病情的演變，各證型之間也會出現相互轉換。

虛是諸證型之本，故在治療肝癌移植術後時刻注意「補」的運用，治法以脾腎兩助、培土生金、益補肝腎、滋陰潛陽、活血化瘀、軟堅散結、化痰利濕及除祛經絡之瘀毒。我多選自擬的抗癌大補湯劑，但在「補」的基礎上必須加攻毒藥，關鍵是要辨證與辨病相結合來加減方藥，與死神進行抗爭。

透過西醫治療方法進行肝移植術，切除了原有癌瘤的肝，但並沒有解決好人與病的關係及異體與異肝的關係。「以人為本」和「治人與治病」相結合是中醫的一大特色和優勢，要予以高度重視和科學應用。

對 10 例肝癌移植術後患者的繼發及各種不同的轉移、胸水等治療過程的分析，在配方擇藥上，我充分發揮了中醫藥治療「肝癌肝移植術後肝轉移及其他轉移」的優勢，始終堅持「留人治病」、「扶正祛邪」、「活血化瘀」、「軟堅散結」、「以毒攻毒」的治療原則，取得了較好的臨床療效。

前已述及「虛」是腫瘤發病的基礎，肝移植手術大傷元氣，化療、排異藥的毒副作用既傷陽又損陰，從而加大了元氣的損傷。《內經》云：「邪之所湊，其氣必虛。」正氣虛損是引發腫瘤轉移的重要原因，肝癌移植術後行化療，且大量服用排異藥物，使機體的免疫力一次又一次地受到損傷，必定容易發生轉移。

因此，我在治療肝移植術後肝轉移及其他臟器轉移的患者時，堅持「扶正不留邪、活血不破血、疏肝不伐肝、攻毒而不傷正」的治療思想，從而增強了機體免疫調節能力，抑制轉移的瘤體增大與發展，延長患者生命，提高生存品質。

另外，氣虛可致瘀，氣虛是致瘀的主因，瘀是腫瘤邪實的主要載體，瘀積阻肝臟及血絡易成癥積是腫塊形成的病理基礎。所以，我們以《醫林改錯》、《金匱要略》、《本草綱目》等書的治療經驗及理論來指導臨床。

對於內科範圍的瘀血證，我採用「活血化瘀」、「以毒攻毒」、「軟堅散結」等治療方法，使癌腫塊逐漸縮小至消失，而且我常在攻癌的方藥內配伍扶正的藥，用於治療肝移植術後的繼發轉移，或有胸水、甲胎球蛋白數值升高，取得了較好的療效，患者長期服用未見異常反應。

在經我治療的肝癌移植術後的患者中，有 5 例未發生繼發性肝轉移；有 2 例用中藥鞏固，療效滿意；有 1 例是肝癌移植術後形成大量積液，西醫治療未能得到控制，我用中藥治療兩個月後胸水未再增長，並逐漸消失；有 1 例是肝移植術後，甲胎球蛋白升到 3900 多，西醫治療未能得到控制，我院用中藥治療後，數值降到 200 以下；有 1 例是引流管拔不了，經用中藥調理後可以將引流管去掉；有 1 例是剛做完肝癌移植術後不到一個月，用中藥鞏固療效較滿意，半年未發現異常，而且服排異藥降到最小劑量；有 1 例是肝移植術後兩年，經 309 醫院主任推薦來我院鞏固療效，用了一個療程中藥，半年後複查未發現異常，排異藥也用到最小劑量，所有不適症狀均消失。

以上這些病歷說明了用中藥治療肝癌移植術後的患者，療效滿意，是可取的。

眾所周知，癌症是有繼發及轉移的。在治療上述幾例患者之前，太原某患者在天津某醫院行肝癌移植手術，術後時間不長，發現雙肺轉移，肝區疼痛較劇，伴有噁心、嘔吐，只因我治療此類病沒有經驗，只給用外貼膏藥，兩天後患者疼痛緩解，噁心、嘔吐症狀也隨之減輕。

由此說明，肝癌移植術後，不分肝內轉移還是其他部位轉移，中藥治療是有效的，再結合以前臨床上所遇到的肝癌手術切除後復發、轉移及甲胎球蛋白數值增高的患者，都是可靠的依據，故我有以下想法：

(1) 中醫中藥可以配合西醫對肝癌患者進行移植術前及術後的調理，如：做肝移植術前用中藥治療 20 天，術後不要用化療，直接用中藥調理，控制術後異肝繼發或其

他器官及組織轉移。

(2) 肝移植術後的患者，不用化療則不會使機體一虛再虛，也就有可能不會發生轉移，正如《內經》所說「正氣內存，邪不可干」。採用中藥調理，補則不會留邪，益氣扶正，增強機體免疫力，以毒攻毒，減輕排異藥的副作用，控制癌細胞的轉移。

(3) 肝移植術後用中藥鞏固療效 2~3 個療程，複查後如果各項指標完全正常或基本正常，以後每年的春、秋兩季各服一個療程，兩年後如果檢查一切均正常，是否考慮停用排異藥，使機體更快恢復健康，減少患者終身服用排異藥的痛苦與負擔。

在治療肝癌移植術後的患者過程中，我總結了以下一些經驗：

(1) 從面部觀察，此類患者都有一種類似產後的「滿月面孔」，面色嫩而不澤，汗毛較長。

(2) 不分手術後時間長短，肝脈均未能觸及。經我用中醫藥調理後，才可以在浮、中、沉取得。

(3) 經過治療後，患者都有同樣的感覺，感到胸與腹部上下通氣了，特別舒服，像是移植來的肝與自體的內臟成了「一家人」一樣。

(4) 經過中藥調理後，患者都感到全身舒服，像剛沐浴過一樣，全身通透。

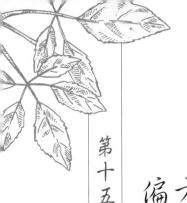

第十五章

偏方簡述

一、治療肝硬化腹水偏方

冬瓜 2.5 公斤，獨頭大蒜 5 頭，去皮。

先將冬瓜上開一小口，將獨頭蒜放入冬瓜內，再將切下來的蓋子蓋上，將冬瓜放進盆內，一同放入鍋內蒸，蒸至冬瓜及蒜熟透（約 40 分鐘），吃冬瓜、獨頭蒜，水也一同喝下（冬瓜籽、瓤、皮等咬不動的不吃），每天早、晚各服一次，量不限，一次能吃多少就吃多少，無任何副作用，忌食鹽。

二、治療脂肪肝偏方

酒黃連 30 克、肉桂 20 克、乾薑 20 克、血丹參 50 克、山楂 50 克、紫河車 50 克，上藥共為細末，裝膠囊，每天 10 粒，分三次服。

每年清明節服 40 天，立秋服 40 天，或者定期按療程服均可。

【忌食】豬肉、魚、蝦、酒。

三、治療黃疸性肝炎偏方

(1) **陽黃**：甜瓜蒂 10 個、冰片 0.1 克、皂刺 1 克，共為細末，每次 0.5 克吹鼻，隔日一次，個別人會有輕微頭暈屬正常現象。

(2) **陰黃**：上方吹鼻，再配合以下中藥服用。

附片 10 克、茵陳 20 克、酒炒大黃 10 克、炒枳實 10 克、炒梔子 15 克、三棱 10 克、莪朮 10 克、水煎，每日服 3 次，每次 200ml。

四、肝大、脾大、肝區疼痛治療藥方

炙山甲 10 克、三棱 10 克、莪朮 10 克、川楝子 15 克、麥冬 15 克、生地 18 克、杞果 12 克、炙甘草 10 克、芒硝 30 克，將芒硝先煎 40 分鐘，再放入其他藥同煎 30 分鐘，每日服用 3 次。

五、肝炎預防

板藍根 10 克、茵陳 15 克、貫眾 10 克、製附子 10 克、炙甘草 5 克、製香附 9 克，水煎服，每日服兩次。

六、肝癌預防

紅棗 18 枚（大棗 8 枚、小棗 10 枚）、鐵樹葉 30 克、半邊蓮 30 克、白花蛇舌草 60 克、丹參 30 克，用 7.5 公斤冷水浸泡 1 小時，然後用大火燒開，穩火煎 2 小時，每天當茶飲，清明、立秋各連服 3 天，連服 5 年。

對於肝內多發囊腫、多發性腎囊腫都是很棘手的病

症，西醫是手術摘除，但有的不能做手術，所以只能用中藥治療。中醫對肝囊腫、血管瘤的治療效果很不錯，只是治療週期較長。這兩種病聽起來不算病，可病灶多了、大了就會給患者帶來痛苦。

多囊肝、多囊腎大多數是有遺傳的，我治療過一家兄弟姐妹 5 人都患此病，其中有兩個無法醫治而去世，其餘姐妹 3 人，經我治療後，效果都特別好。

多發肝囊腫，雖然不是癌，但它數量多而且長得較快，有些患者的痛苦不次於肝癌，但在西醫不能手術，更不能化療的情況下，患者只能尋求中醫治療。其實，多囊肝、多囊腎就是在肝、腎臟體上長了很多水泡，不是死肉，而是水，能控制得不讓其再增多、再長大，穩定在一定程度不再發展，就已經是很好的療效了。

肝上的水泡是怎樣形成的，中醫書籍沒有這種病名的記載，更沒有這種病的治療方法，所以，在研究時就沒有參考資料，只能根據中醫肝的臟象、生理、病理進行研究。既然是水泡，必然與腎關聯，肝木、腎水，而且肝腎同源，肝上的多囊是與水有很大關係的，水從何來？肝性剛強，喜條達，惡抑鬱，肝氣鬱結，氣滯水滯。氣行水通暢，則不易形成，如果由於某種原因引起肝氣鬱結，再加遺傳因素（只是剛生下沒有檢查，而後逐漸隨著年齡增長，囊腫也增長），肝鬱氣滯，肝體不能正常蓄積水分，水從周圍淋巴及各種組織功能受阻所造成；肝氣鬱而化火，肝火燻蒸而致水泡，逐漸成囊性。治療時需要注意的是，別以為是火就必須以苦寒藥為主，其實是錯誤的，應該用辛溫藥舒肝、補肝，可選擇以逍遙散為主，加活血化

瘀藥。因為肝藏血，加強肝血的不滯而暢，逐漸會消失，但不能用破血及瀉肝的酸斂藥物，而且在活血化瘀的基礎上，必須用益氣的藥物，或者辛、溫、酸、寒藥物配合用，如逍遙散一樣，而破血化瘀根本不能用。

當歸 15 克、益母草 20 克、丹參 15 克、柴胡 15 克、黃芩 10 克、烏頭大黃 10 克、生黃耆 30 克、肉桂 6 克、茯苓 15 克、炙鱉甲 20 克、炙甘草 5 克、炒白朮 15 克、板藍根 15 克、良薑 10 克、製香附 15 克，肝血管瘤、脂肪肝、肝囊腫、肝硬化、B 肝、多囊腎用淡鹽水沖服，肝膿腫、肝炎忌用。

此方還需進一步考慮，沒有補血及養陰的寒熱並用。辛、甘、溫配有苦寒，有補氣、理氣，也有舒肝、清熱利膽、健脾滲濕、溫中散寒之藥，還有苦寒解肝毒的板藍根，使囊腫、硬化、肝病毒不能復生。溫而脂肪散也，不會凝集肝臟，加上烏頭大黃，辛熱，能推陳出新。全方有扶正祛邪、活血化瘀、軟堅散結、益氣活血、溫熱而不燥、苦寒而不傷中、破血而不傷正的作用。

該方對肝四證都有不同程度的效果，不會有副作用，男女均可用，四季均可用。

【忌食】酒、辣椒及油膩、寒涼的食物。

以上幾種病都不算什麼大病，但都是難治病。目前，我尚未聽到或看到用特效方法治癒上述病症的報導，但我這樣的保守治療方法，花費不大，而且能解決問題，是運用中醫藥有效解除患者痛苦的一大創舉，雖說它是不太成熟的治療方法，但為後人研究打下了良好的基礎，便於繼承發展，更好地為人類作貢獻。

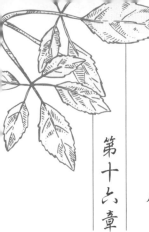

第十六章 肝癌病例分析

● 病例 1

劉某，女，患病年齡：54 歲，甘肅省鎮原縣湫池鄉人，初診日期：1996 年 4 月 6 日。

【主訴】肝癌插管化療兩次後。

【現病史】1995 年 7 月，患者無誘因感覺右上腹及背部疼痛，伴有納差、乏力，當時未有在意，後來病情逐漸加重，於 1995 年 10 月到平涼地區人民醫院做超音波及 CT 檢查確診：肝癌，檢查後進行兩次化療。1996 年元月行超音波及 CT 複查，病情無明顯變化，經當地患者推薦，於 1996 年 4 月 6 日來我院就診。

【主症】劍突下疼痛，後背時有疼痛，腹脹，頭痛，手心、腳心發熱，飲食一般，約 300 克／日，大便 6~7 日一次，但不乾燥，小便色黃，量尚可，體溫不高，身體消瘦不明顯，活動尚可。

【既往史】既往體健，否認高血壓、糖尿病史，否認肝炎、結核傳染病史，無重大外傷史，無輸血及輸注血液製品史，無獻血史，否認食物、藥物過敏史。

崔扣獅老中醫肝癌治療經驗

【個人史】生於原籍，無外地長期生活及居住史。無吸菸飲酒及特殊不良嗜好。否認工業毒物、粉塵、放射性物質接觸史。

【家族史】患者父親胃癌去世，母親子宮癌去世。

【檢查】患者精神不振，神志清，身體虛弱，五官端正，面色萎黃無華，營養一般，肌膚及鞏膜未見黃染，舌質淡紅，苔白厚，脈弦滑。

【辨證施治】

(1) 辨證依據：劍突下疼痛，後背時有疼痛，腹脹，頭痛，手心、腳心發熱，飲食一般，約 300 克／日，大便 6~7 日一次，但不乾燥，小便色黃，量尚可，體溫不高，身體消瘦不明顯，活動尚可。

(2) 病因病機分析：患者素性剛強，肝失疏洩，肝氣鬱滯，從而出現劍突及背部疼痛；肝失疏洩則氣機不暢，氣血不和，經絡不通，脾胃的運化功能失司，出現腹脹、飲食納呆；頭痛、五心煩熱屬肝腎陰虛的表現，肝氣鬱結，肝氣有餘，化火上衝，故出現此症。

(3) 治療法則：疏散肝鬱，平肝養肝，活血化瘀，軟堅，破積散聚。

【診斷】肝積。

【方藥】(1) 逐瘀膏 75 張、貼：中脘、右期門、右肝俞，48 小時換 1 次。

(2) 中藥：當歸 15 克、生黃耆 20 克、太子參 15 克、赤芍 15 克、白花蛇舌草 30 克、半枝蓮 30 克、丹參 30 克、川楝子 15 克、蜈蚣 10 條、土茯苓 30 克、豬苓 30 克、茯苓 20 克、砂仁 15 克、虎杖 15 克、香附 15 克、青

皮 9 克、穿山甲 20 克、鱉甲 30 克、莪朮 15 克，取藥一療程，水煎服，每日服 2 次，早晚飯後半小時服用。

【忌食】辣椒、魚、蝦、雞、菸、酒。

本方劑以扶正祛邪、行氣活血藥物為主，如：當歸、赤芍、莪朮、川楝子、太子參、生黃耆等藥疏通肝臟，使氣血通達；輔以滋陰潛陽、軟堅散結之藥，如：鱉甲、穿山甲、蜈蚣等藥物散結消腫；豬苓、茯苓、砂仁、香附等藥疏理肝氣、除濕消脹。患者服藥後療效特別明顯，不適症狀基本消失，精神振作，飲食增加，腹痛、腹脹消失，滿面紅光，二便正常，可以同常人一樣料理家務及農活，效不更方，繼續服用中藥 45 服，配合外貼膏藥，以後再未用藥。

經劉某推薦來的患者講，劉某現在已經痊癒，同正常人一樣生活。以後多次回訪，劉某身體健康，家務活及農活都可以同正常人一樣做，沒有任何不適感。2003 年 10 月 8 日，我院電話回訪，其家屬講，劉某於 2002 年去世，原因不詳。

● 病例 2

儲某，女，患病年齡：55 歲，江蘇省海安縣國營海安農場人，初診日期：1998 年 11 月 14 日。

【主訴】肝轉移癌。

【現病史】患者慢性胃炎疼痛一年餘，1998 年 9 月感覺疼痛加劇，到海安農場醫院 X 光檢查確診：食道靜脈曲張，慢性淺表性糜爛性胃炎。1998 年 9 月 26 日到海安縣醫院胃鏡檢查，結論同上，超音波檢查提示：肝臟占位，大小約 4.3cm×3.7cm 腫塊，進一步 CT 檢查確診：肝

崔扣獅老中醫肝癌治療經驗

癌，醫生建議保守治療。患者聞知我院，於 1998 年 11 月 14 日前來就診。

【主症】胃脘部持續性隱痛，右脅下時有疼痛，飲食尚可，250~300 克／日，飯後上腹部飽脹，時有口乾，大便不燥，1 次／日，小便尚可，體溫不高，疲乏無力，一般活動尚可，雙下肢未及浮腫。

【既往史】1963 年，做闌尾炎切除術；1970 年，肝硬化腹水脾大，行脾切除術；1977 年，胃出血，胃炎，膀胱炎；有高血壓病史；否認肝炎、結核傳染病史；無獻血史；否認食物、藥物過敏史。

【個人史】生於原籍，無外地長期生活及居住史。無吸菸飲酒及特殊不良嗜好。否認工業毒物、粉塵、放射性物質接觸史。

【家族史】否認有腫瘤遺傳病史。

【檢查】患者精神不振，神志清，身體虛弱，五官端正，面色萎黃無華，營養一般，肌膚及鞏膜未見黃染，舌質淡紅，苔白厚，脈緩滑。

患者頭顱發育尚可，頸軟不強，淺表淋巴未及腫大，兩胸對稱，心音清，兩肺呼吸音尚可，肝臟在 5~6 肋間，右肋下 2cm 可觸及，質硬不堅，邊緣光滑，脾臟未及，左腹部有一手術疤痕，癒合良好，下腹部柔軟平坦，未觸及明顯包塊，未及移動性濁音，雙下肢無浮腫，四肢活動尚可。

【專科檢查】

1998 年 9 月 26 日，海安縣醫院超音波檢查：肝右葉實質占位性病變，肝癌。

1998 年 9 月 26 日，海安縣醫院 CT 檢查：肝癌。

【辨證施治】

(1) 辨證依據：胃脘部持續性隱痛，右脅下時有疼痛，飲食尚可，250~300 克／日，飯後上腹部飽脹，時有口乾，大便不燥，1 次／日，小便尚可，體溫不高，疲乏無力，一般活動尚可，雙下肢未及浮腫。

(2) 病因病機分析：患者多年患有肝硬化，肝臟功能受損嚴重，肝臟的疏洩功能減退，氣機的疏通和暢達受阻，從而形成氣機不暢，氣機鬱結，氣機的鬱結導致血行障礙，形成血瘀，久則形成癥瘕腫塊。肝臟的功能異常，影響脾胃的正常生理功能，脾胃運化失司，形成脾大、腹水等症。

(3) 治療法則：疏肝健脾，活血祛瘀，軟堅消腫、散結，以毒攻毒。

【診斷】肝積。

【方藥】(1) 逐瘀膏 4 張、貼：中脘、神闕、右期門、右肝俞，8 小時換 1 次。

(2) 中藥：當歸 15 克、赤芍 15 克、莪朮 15 克、生地 30 克、白花蛇舌草 30 克、半枝蓮 30 克、丹參 30 克、川楝子 15 克、穿山甲 30 克、三七 9 克、蜈蚣 10 條、瓦楞子 30 克、五靈脂 15 克、生蒲黃 15 克、金銀花 30 克、香附 15 克、青皮 9 克、鱉甲 30 克、砂仁 10 克，2 服。水煎服，每日一服，早晚飯後半小時服用。

【忌食】辣椒、魚、蝦、雞、菸、酒。

1998 年 11 月 16 日查房，患者述：服上藥及貼膏藥後，沒有食慾，腸鳴，頭痛不適，大便 3~4 次／日，小

便色黃，舌質淡紅，苔白稍黃膩，脈緊滑。繼用上方，去青皮、砂仁，加炒白朮 15 克、焦山楂 15 克，2 服。患者沒有食慾、腸鳴、腹脹等症均是脾虛的表現，用炒白朮、焦山楂以健脾益氣、燥濕利水、消食導滯。

1998 年 11 月 18 日查房，患者述：服上藥及貼膏藥後，飲食有所增加，頭痛也減輕了，二便同前，舌質淡紅，苔白稍厚，脈緊滑，藥證相符，繼守上方治療。

1998 年 11 月 20 日查房，患者述：服上藥及貼膏藥後，飲食增加，飯後腹脹感消失，面色好轉，精神好轉，大便 3 次／日，成形，小便正常，舌質淡紅，苔薄白，脈弦細。本方劑以活血祛瘀、行氣止痛、消腫散結藥組成，因患者久病必然氣滯血瘀，故本方劑先行氣血、通經絡，再運用軟堅、消腫、散結之藥，如鱉甲、瓦楞子等消除腫塊，氣血通暢，瘀毒才得以排出。本方劑藥證相符，患者服後效果明顯，因生活環境不適應，患者住院 10 天後帶藥出院回家繼續治療。後經儲某推薦來我院就診的患者講，儲某現已痊癒，同正常人一樣可以從事各種勞動。

● 病例 3

劉某，男，患病年齡：57 歲，吉林省大安市太山鄉巨寶村人，初診日期：2002 年 7 月 27 日。

【主訴】原發性肝癌。

【現病史】2002 年 2 月，患者無誘因右上腹疼痛不適，經當地醫院檢查確診：肝癌，腫塊約雞蛋大小，中西醫結合治療一段時間無明顯效果，病情逐漸加重，肝區疼痛，無食慾，疲乏無力。患者兒子從當地患者李某（服用我院藥物的患者）那裏拿回 6 服中藥及化瘀膏，用後效果

較好，電話聯繫我院要求寄藥。

【主症】服用我院中藥及貼膏藥後，患者肝區疼痛消失，有食慾，飲食增加，不厭油膩食物，睡眠好轉，並能側臥睡覺，有精神，疲乏感減輕，二便正常，體溫不高，每天都騎自行車鍛鍊身體。

【既往史】既往體健，否認高血壓、糖尿病史，否認肝炎、結核傳染病史，無重大外傷史，無輸血及輸注血液製品史，無獻血史，否認食物、藥物過敏史。

【個人史】生於原籍，無外地長期生活及居住史。否認工業毒物、粉塵、放射性物質接觸史。

【家族史】否認腫瘤家族遺傳史。

【辨證施治】

(1) 辨證依據：服用我院中藥及貼膏藥後，患者肝區疼痛消失，有食慾，飲食增加，不厭油膩食物，睡眠好轉，並能側臥睡覺，有精神，疲乏感減輕，二便正常，體溫不高，每天都騎自行車鍛鍊身體。

(2) 病因病機分析：患者性格內向，不善言談，久則導致肝氣鬱結，氣血不暢，因此出現肝區疼痛、上腹部不適等症狀，長期的瘀毒內阻不得以排出而致癥瘕形成。肝臟功能失常，必會影響脾胃的正常生理功能，導致脾胃運化失司，出現食慾不振、食少納呆、厭油膩等一系列不適症狀。

(3) 治療法則：疏肝理氣，健脾利濕，行血活血祛瘀，散結，以毒攻毒。

【診斷】肝積。

【方藥】(1) 逐瘀膏 75 張、貼：中脘、右期門、右肝

俞，48 小時換 1 次。

(2) 中藥：當歸 15 克、赤芍 15 克、白花蛇舌草 30 克、半枝蓮 30 克、生地 30 克、蜈蚣 10 條、穿山甲 30 克、丹參 20 克、川棟子 15 克、莪朮 15 克、蒲公英 30 克、枳殼 15 克、土茯苓 30 克、砂仁 15 克、佛手 15 克，45 服。水煎服，每日一服，早晚飯後半小時服用。

【忌食】辣椒、魚、蝦、雞、菸、酒。

患者肝區疼痛是因肝氣鬱結引起，氣機的疏通和暢達受到阻礙，故出現胸脅疼痛。本方劑重用行氣、活血之藥疏理肝氣，如當歸、赤芍、川棟子、莪朮、丹參、佛手等藥。患者肝臟的疏洩功能異常，橫犯脾胃，木旺乘土，必然出現食慾不振、厭油膩等不適症狀，用砂仁、枳殼寬中行氣，化濕醒脾，溫中；蜈蚣、穿山甲祛瘀、散結。患者用藥後感覺一直很好，因家中經濟困難，未再繼續用藥。

2003 年 10 月 22 日，我院電話回訪，與家屬取得聯繫得知，現患者在家可以幹農活，但肝區仍有疼痛，飲食尚可，精神尚可，因患者本人不清楚病情，所以未與本人取得聯繫。

2008 年 6 月 21 日，患者家屬來電話述：2008 年 5 月 31 日複查示肝臟腫塊較大，約 2.8cm×2.6cm。患者自感周身疼痛，腹脹，要求繼續用藥。

【方藥】

(1) 逐瘀膏 75 張、貼：中脘、右期門、右肝俞，48 小時換 1 次。

(2) 歸耆二甲丸 135 袋，每日 3 袋，飯後半小時服用。

2008 年 8 月 15 日，患者家屬傳真 CT 報告顯示：腹

腔積液，肝硬化，肝內占位性病變，要求服用中藥。

【方藥】

（1）逐瘀膏 75 張、貼：中脘、右期門、右肝俞，48
小時換 1 次。

(2) 中藥：當歸 15 克、赤芍 15 克、白花蛇舌草 30
克、半枝蓮 30 克、生地 30 克、蜈蚣 10 條、穿山甲 30
克、莪朮 15 克、川楝子 15 克、丹參 30 克、砂仁 15 克、
黃耆 50 克、益母草 30 克、豬苓 30 克、茯苓 30 克、大腹
毛 30 克、木香 15 克、茵陳 20 克、桂枝 12 克，20 服。

服用上藥及貼膏藥後，患者再未用藥，我院也一直聯
繫不上患者及家屬。可能出於經濟的考慮，患者在療效好
的情況下，沒有繼續治療以鞏固療效，致使在用藥 6 年後
病情又出現了惡化，實屬遺憾。

● 病例 4

周某，男，患病年齡：71 歲，貴州省冊亨縣人，初
診日期：2004 年 8 月 21 日。

【主訴】原發性肝癌。

【現病史】2004 年 5 月，患者無明顯誘因出現發燒，
輸液抗感染治療，高燒不退。2004 年 7 月 15 日到興義市
人民醫院行 MRI 檢查，確診：肝內占位，肝門區癌可
能。一直輸液抗感染治療，症狀逐漸加重，出現全身肌膚
黃染、皮膚瘙癢，經當地患者推薦來我院就診。

【主症】高燒不退，39℃左右，肝區隱痛，拒按，時
有腹脹，全身皮膚黃染，鞏膜黃染，皮膚瘙癢，無食慾，
厭油膩，口苦，咽乾，時有嘔吐，大便稀，3~4 次／日，
小便黃，身體虛弱，消瘦明顯。

【既往史】既往體健，否認高血壓、糖尿病史，否認肝炎、結核傳染病史，無重大外傷史，無輸血及輸注血液製品史，無獻血史，否認食物、藥物過敏史。

【個人史】生於原籍，無外地長期生活及居住史。否認工業毒物、粉塵、放射性物質接觸史。

【家族史】否認腫瘤家族遺傳史。

【檢查】患者精神不振，神志清，身體虛弱，五官端正，面色萎黃無華，營養一般，肌膚及鞏膜黃染，舌質淡紅，苔白厚，脈沉細無力。

【辨證施治】

(1) 辨證依據：高燒不退，39℃左右，肝區隱痛，拒按，時有腹脹，全身皮膚黃染，鞏膜黃染，皮膚瘙癢，無食慾，厭油膩，口苦，咽乾，時有嘔吐，大便稀，3~4 次／日，小便黃，身體虛弱，消瘦明顯。

(2) 病因病機分析：證屬肝氣鬱結，出現脅下脹滿，疼痛，肝氣鬱結影響膽汁的分泌與排泄，故出現口苦、納食不化、黃疸等症，久熱傷及陰液，肝陰虛。

(3) 治療法則：疏肝理氣，清熱解毒，消癥散結，活血祛瘀。

【診斷】肝積。

【方藥】(1) 逐瘀膏 36 張、貼：中脘、右期門、右肝俞，48 小時換 1 次。

歸耆二甲丸 60 袋，每日 3 次，飯後半小時服用。

(2) 中藥：金錢草 30 克、茵陳 30 克、浙貝母 20 克、梔子 15 克、枳實 12 克、炒大黃 15 克、內金 15 克、葛根 20 克、柴胡 9 克、蒲公英 30 克，沖服丸藥。

【忌食】辣椒、魚、蝦、雞、菸、酒。

服用上藥及貼膏藥第 5 天開始，高燒漸退，嘔吐減輕，大便逐漸正常，1 次／日，全身肌膚及鞏膜黃染減輕，皮膚發癢消失，飲食增加，不厭油膩，精神好轉，睡眠較好。查體：右脅下有輕微疼痛，無腹脹，雙下肢無浮腫，神志清楚，回答切題，面色無華，舌質淡紅，苔薄白稍燥，脈弦滑。

本方劑採用化瘀丸及化瘀膏來消腫散結、活血化瘀、以毒攻毒，達到祛除腫瘤的目的，再配以清熱解毒、疏肝解鬱、開鬱散結等藥物，如蒲公英、柴胡、貝母、葛根等清除體熱、養陰生津、利濕退黃，故患者用藥後效果極好。

【方藥】

(1) 逐瘀膏 75 張、貼：中脘、右期門、右肝俞，48 小時換 1 次。

(2) 中藥：當歸 15 克、生地 30 克、赤芍 15 克、莪朮 15 克、川楝子 15 克、丹參 30 克、白花蛇舌草 30 克、半枝蓮 30 克、蜈蚣 15 條、穿山甲 30 克、茵陳 30 克、金錢草 30 克、生白朮 15 克、梔子 15 克、炒大黃 15 克、雞內金 15 克、蒲公英 30 克、柴胡 9 克、鱉甲 30 克，45 服。

患者服藥後，於 2004 年 11 月 16 日在當地醫院行超音波及 CT 複查示：上腹部未發現異常，身體恢復，精神振作，飲食增加，繼續用藥一療程鞏固療效，以後再未用藥。

2010 年，當地患者來診時講，該患者存活 6 年後去世，死因不詳。

● 病例 5

孟某，男，患病年齡：48 歲，新疆昌吉州人，初診日期：2005 年 8 月 1 日。

【主訴】肝癌術後復發介入治療後。

【現病史】2004 年 12 月，患者感冒發燒、咳嗽 20 餘天，輸液後體溫正常，停止輸液後則又開始發燒，有時流鼻血，至 2005 年元月感冒好轉後到昌吉州人民醫院行超音波檢查，發現左肝上有一 3.8cm×4.2cm 大小的腫物，進一步核磁共振加強檢查確診：肝癌，化驗 AFP：90。建議手術及介入治療，後轉到自治區新疆軍區總醫院再次加強 CT 及骨掃瞄，結論同上，遂進行放療 7 次，放療後複查無效。2005 年 3 月 2 日到上海東方肝膽醫院行手術切除，術後病理化驗：原發性肝癌，一週後出院。2005 年 3 月 13 日行肝血管造影，發現右肝有一腫塊，提示：肝癌復發，行兩次酒精注入治療，兩次介入。2005 年 8 月 1 日，運城中醫院增強 CT 確診：肝左葉缺如，肝右葉肝癌。患者於當日入住我院。

【主症】肝區無疼痛，飯後上腹憋脹，午後較明顯，右背有頂感，右側頭面部出汗多，左側稍有汗出，飲食減少，口苦不乾，大便正常，小便 7~8 次／日，量中等，色稍黃，時有乏力，活動自如。

【既往史】1996 年檢查出 B 肝。

【個人史】生於原籍，無外地長期生活及居住史。否認工業毒物、粉塵、放射性物質接觸史。

【家族史】否認腫瘤家族遺傳史。

【檢查】患者精神尚可，神志清，身體狀況一般，五

官端正，面色無華，營養一般，肌膚及鞏膜無黃染，舌質紅，邊有齒印，苔薄白滑，脈沉緩而滑。

患者頭顱發育尚可，頸軟不強，淺表淋巴未及腫大，兩胸對稱，心音清，兩肺呼吸音尚可，肝臟在 5~6 肋間，右肋下未及腫大，腹部有一手術疤痕，癒合良好，脾臟未及，下腹部柔軟平坦，未觸及明顯包塊，未及移動性濁音，雙下肢無浮腫，四肢活動尚可。

【專科檢查】

2005 年元月 5 日，新疆昌吉州人民醫院超音波檢查提示：左肝有一 3.8cm×4.2cm 大小的腫物。

2005 年元月 7 日，新疆昌吉州人民醫院核磁共振加強檢查確診：肝癌。

2005 年 2 月 5 日，新疆軍區總醫院再次加強 CT 及骨掃瞄：肝癌。

2005 年 3 月 13 日，上海東方肝膽醫院肝血管造影：右肝腫塊，提示肝癌復發。

2005 年 8 月 1 日，運城中醫院增強 CT 確診：肝左葉缺如，肝右葉肝癌。

【辨證施治】

(1) 辨證依據：肝區無疼痛，飯後上腹憋脹，午後較明顯，右背有頂感，右側頭面部出汗多，左側稍有汗出，飲食減少，口苦不乾，大便正常，小便 7~8 次／日，量中等，色稍黃，時有乏力，活動自如。

(2) 病因病機分析：患者有多年 B 肝病史，工作壓力較大，勞累過度，致使肝臟功能嚴重受損，機體抵抗力下降。正虛邪實，久則肝氣鬱結，氣滯血瘀，素蓄濕熱在

內，脾失健運，濕瘀互結，積瘀肝臟而成腫塊。

(3) 治療法則：疏肝理氣，化瘀散結，扶正祛邪，以毒攻毒。

【診斷】肝積。

【方藥】

(1) 逐瘀膏 3 張、貼：中脘、右期門、右肝俞，48 小時換 1 次。

(2) 中藥：太子參 15 克、黃耆 20 克、當歸 15 克、赤芍 15 克、白花蛇舌草 40 克、半枝蓮 30 克、丹參 30 克、川楝子 15 克、蜈蚣 15 條、鱉甲 30 克、莪朮 15 克、八月札 30 克、虎杖 15 克砂仁 12 克、梔子 15 克、豬苓 30 克、穿山甲 15 克，兩服，水煎服，每日一服，早晚飯後半小時服用。

【忌食】辣椒、魚、蝦、雞、菸、酒。

患者因行肝臟腫瘤切除手術，並行介入治療，身體元氣大傷，用太子參、黃耆、當歸等補氣、補血藥物扶正祛邪；穿山甲、鱉甲、莪朮等藥消瘀散結；再配以行氣利濕、清熱解毒藥，如梔子、虎杖、豬苓、白花蛇舌草、半枝蓮等排除體內濕毒。患者服用本方劑兩服後，腹脹減輕，排氣多了，飲食好轉，效不更方，堅持住院治療至 2005 年 11 月 28 日出院，2005 年 12 月 12 日到新疆昌吉回族自治州人民醫院行 CT 複查見：肝內低密度，考慮囊性變。2006 年 6 月 20 日複診，再用藥一療程鞏固療效，後在當地醫院多次複查，肝臟未發現異常。

我院多次回訪孟某，身體健康，一直在上班，並多次推薦患者來診。

● 病例 6

彭某，男，患病年齡：75 歲，江蘇省海安縣曲塘鎮人，初診日期：2007 年 8 月 15 日。

【主訴】肝左外葉占位。

【現病史】2007 年 8 月 2 日，患者搬東西時感覺腰扭了一下，隨後出現肝區疼痛，伴有高燒 39℃以上，並有輕度的痙攣現象，伴惡寒，在當地醫院輸液治療後症狀有所緩解。2007 年 8 月 8 日到海安縣人民醫院彩超檢查提示：肝左外葉多發性疏鬆光團，局部膽管擴張伴多發膽結石並膽總管擴張。2007 年 8 月 10 日進一步 CT 檢查確診：肝左外葉占位，膽管細胞癌可能，化驗：CA199：100；CA125：80.85，聞知我院來診。

【主症】肝區疼痛，上腹部不適，無明顯腹脹，飲食較前減少，飯後無腹脹，大便不燥，小便尚可，疲乏無力，體溫 37℃以上。

【既往史】既往體健，否認高血壓、糖尿病史，否認肝炎、結核傳染病史，無重大外傷史，無輸血及輸注血液製品史，無獻血史，有青黴素過敏史。

【個人史】生於原籍，無外地長期生活及居住史。否認工業毒物、粉塵、放射性物質接觸史。

【家族史】否認腫瘤家族遺傳史。

【檢查】患者精神尚可，神志清，身體狀況一般，五官端正，面色無華，營養一般，肌膚及鞏膜無黃染，舌質淡紅，苔白厚，脈沉緩。

【辨證施治】

(1) 辨證依據：肝區疼痛，上腹部不適，無明顯腹

脹，飲食較前減少，飯後無腹脹，大便不燥，小便尚可，疲乏無力，體溫 37℃ 以上。

(2) 病因病機分析：患者長期從事體力勞動，飲食作息無規律，加之性格內向，平素少言寡語，不善與人交流，日久則導致肝氣鬱結、氣滯血瘀，出現肝區疼痛。肝主疏洩，性喜條達，肝氣鬱結，疏洩功能失常，經脈氣機不暢，久則肝鬱化火，肝風內動，出現高熱、痙攣等症；肝氣鬱結久不得疏理，致使脾胃運化失司，痰飲、水濕瀦留而引發病變。

(3) 治療法則：疏肝理氣，健脾利濕，化瘀消癥，扶正祛邪。

【診斷】肝積。

【方藥】(1) 逐瘀膏 36 張、貼：中脘、右期門、右肝俞，48 小時換 1 次。

(2) 中藥：當歸 15 克、赤芍 15 克、莪朮 15 克、雞內金 20 克、金錢草 30 克、蜈蚣 10 條、白花蛇舌草 40 克、半枝蓮 30 克、丹參 30 克、太子參 20 克、黃耆 30 克、鱉甲 30 克、穿山甲 20 克、川楝子 15 克、茵陳 30 克、砂仁 15 克、梔子 15 克，20 服，水煎服，每日 1 服，早晚飯後半小時服用。

【忌食】辣椒、魚、蝦、雞、菸、酒。

患者由於勞倦久傷，元氣不足，故以當歸、黃耆、太子參補氣生血之藥扶養機體正氣；再配以軟堅散結藥物，如蜈蚣、鱉甲、穿山甲等軟堅、消癥祛瘀；雞內金、金錢草、砂仁等化濕健脾之藥排出體內濕毒。

2007 年 9 月 5 日複診，患者服用上方及貼膏藥後，

肝區疼痛消失，飲食較前增加，精神大有好轉，二便正常，體溫正常，身體增胖，藥證相符，繼守上藥 25 服，逐瘀膏 45 張。

2007 年 10 月 7 日複診，患者服上藥及貼膏藥後，肝區無任何不適感，飲食恢復同常，精神振作，無疲乏感，二便正常，繼守上方 20 服，逐瘀膏 36 張。

2007 年 11 月 2 日複診，服上藥及貼膏藥後，患者在當地醫院 CT 複查，與用藥前 CT 片對比，病灶明顯縮小，患者自感同常人一樣，可以做少量的家務及農活。

後來，患者間斷性地服藥兩個療程後再未用藥，2010 年元月 15 日，患者來電話講，在當地醫院做各項檢查及化驗，一切正常。2010 年 12 月 14 日電話回訪該患者，現已同正常人一樣生活，並多次推薦患者來我院就診。

● 病例 7

柳某，男，新疆可可托海大橋林場人，患病年齡：47 歲，初診日期：1989 年 12 月 14 日。

【主訴】肝癌。

【現病史】1989 年 3 月，患者無誘因出現肝區疼痛，背部脹痛，伴無食慾、噁心、頭暈。4 月到本省軍區醫院超音波及 CT 檢查確診：肝癌。在當地服用中藥效果不理想，5 月入住軍區總院住院治療，採取支持療法，醫生建議手術治療，患者不同意而出院，在家服用抗癌西藥。10 月 12 日到本礦務局醫院行超音波檢查，病情未有好轉，聞知我院前來就診。

【主症】精神不振，肝區疼痛，腹脹，活動時間長則頭暈，飲食一般，厭油膩，疲乏無力，二便正常，身體未

崔扣獅老中醫肝癌治療經驗

134

見消瘦，體溫不高，雙下肢未及浮腫。

【既往史】既往體健，否認高血壓、糖尿病史，否認肝炎、結核傳染病史，無重大外傷史，無輸血及輸注血液製品史，無獻血史，否認食物、藥物過敏史。

【個人史】生於原籍，無外地長期生活及居住史。否認工業毒物、粉塵、放射性物質接觸史。

【家族史】否認腫瘤家族遺傳史。

【檢查】患者精神不振，神志清，身體虛弱，五官端正，面色萎黃無華，病容，營養差，肌膚及雙鞏膜未及黃染，舌質紅，苔白膩，脈弦滑。

【辨證施治】

(1) 辨證依據：精神不振，肝區疼痛，腹脹，活動時間長則頭暈，飲食一般，厭油膩，疲乏無力，二便正常，身體未見消瘦，體溫不高，雙下肢未及浮腫。

(2) 病因病機分析：證屬肝氣鬱結，氣滯血瘀，肝失疏洩，致脾胃運化功能失常，鬱濕內聚，凝為濁痰，濕、瘀、痰互結成腫塊。

(3) 治療法則：疏肝理氣，化瘀消癥，扶正祛邪，以毒攻毒。

【診斷】肝積。

【方藥】(1) 逐瘀膏 75 張、貼：中脘、右期門、右肝俞，48 小時換 1 次。

(2) 中藥：當歸 15 克、生地 30 克、赤芍 15 克、白花蛇舌草 40 克、半枝蓮 30 克、丹參 30 克、川楝子 15 克、莪朮 15 克、穿山甲 15 克、砂仁 15 克、白朮 20 克、茯苓 20 克、茵陳 30 克、蜈蚣 5 條、板藍根 20 克，40 服，水

煎服，每日 1 服，早晚飯後半小時服用。

【忌食】辣椒、魚、蝦、雞、菸、酒。

本方劑擬以疏肝理氣、活血祛瘀藥物為主，如蜈蚣、穿山甲、丹參、川楝子、赤芍等，再配以清熱解毒、兼補陰血藥物，如板藍根、茵陳、半枝蓮、生地等。因患者久病血瘀，則新血不生，熱毒消灼陰液，使人陰血大傷，故治療當以清解瘀毒、兼補陰血為主，再配以健脾和胃藥物，如白朮、茯苓、砂仁等保護脾胃，扶養人體正氣。

1990 年 3 月 1 日複診，患者服用上藥及貼膏藥後，病情好轉，肝區疼痛減輕，厭油膩好轉，仍有時乾嘔，二便正常，繼守上方去板藍根、茵陳，加紅花 9 克、三七 6 克，以加強活血祛瘀且不傷正之功效。服用上藥及貼膏藥 60 天後，患者自覺效果較好，以後間斷性地服藥至 1991 年 5 月。

1991 年 5 月 22 日，超音波複查示：病灶較前明顯縮小，繼用上藥 15 服，逐瘀膏 45 張，服完後再未用藥。

2008 年 10 月，患者與我院取得聯繫，身體健康，一切正常。

● 病例 8

菜某，女，患病年齡：54 歲，山西省運城市人，初診日期：1980 年 10 月 25 日。

【主訴】肝癌晚期。

【現病史】1980 年 7 月，患者自感上腹部有不適感，當時未做檢查，自行服用健胃藥物後沒有效果，病情逐漸加重。9 月下旬到運城地區醫院就診，發現右脅下有一腫塊，轉入外科，醫院檢查認為是：肝癌晚期，已不能手

術，讓家屬料理後事。1980 年 10 月 15 日，到運城市東鎮541 醫院做肝掃瞄及化驗檢查確診：肝癌晚期，建議到上級醫院治療。10 月 18 日到陝西省醫科大學第一附屬醫院行肝掃瞄及甲胎蛋白化驗確診：肝癌晚期，醫生講失去手術治療機會，讓家屬回家料理後事。後來聞知我院（當時是磨河村衛生所），抱著死馬當活馬醫的態度來我院就診。

【主症】肝區呈針刺樣疼痛，肚腹飽脹，觸及上腹部有一腫塊，壓按疼痛，口乾口苦，噁心嘔吐，飲食不下有一週，喝水則上腹憋脹，厭油膩，乏力不支，大便時燥時溏，小便量少，色黃，體溫不高。

【既往史】既往體健，否認高血壓、糖尿病史，否認肝炎、結核傳染病史，無重大外傷史，無輸血及輸注血液製品史，無獻血史，否認食物、藥物過敏史。

【個人史】生於原籍，無外地長期生活及居住史。否認工業毒物、粉塵、放射性物質接觸史。

【家族史】否認腫瘤家族遺傳史。

【檢查】患者精神萎靡不振，體消明顯，五官端正，面色萎黃伴青灰色，無光澤，舌紅，苔白厚滑，頸項不強，兩胸對稱，心肺未見異常，肝臟在 5~6 肋間，右肋下觸及一約 11cm×9cm 大小的腫塊，壓按疼痛，堅硬如石，伴有結節，肚腹叩診：聞及移動性濁音。肌膚甲錯，四肢活動一般，淺表淋巴結未及腫大，脈沉弦稍滑。

【辨證施治】

(1) 辨證依據：肝區呈針刺樣疼痛，肚腹飽脹，觸及上腹部有一腫塊，壓按疼痛，口乾口苦，噁心嘔吐，飲食

不下有一週，喝水則上腹憋脹，厭油膩，乏力不支，大便時燥時溏，小便量少，色黃，體溫不高。

(2) 病因病機分析：情志活動與肝臟的疏洩功能互為影響。《素問‧舉痛論》所說「百病生於氣也」，說明了情志對氣機的影響。肝的疏洩功能正常，則氣機調暢，氣血調和，心情就易於開朗，反之則肝氣鬱結，心情易於抑鬱，而持久的情誌異常亦影響肝的疏洩功能，導致肝氣鬱結。患者生性剛強，子女較多，長期勞累過度而使其情志長期處於抑鬱狀態，必影響肝臟的疏洩而致肝氣鬱結，氣滯血瘀，瘀毒不能排出，久則癥瘕形成。

(3) 治療法則：疏肝理氣，活血化瘀，消癥散結，扶正祛邪。

【診斷】肝積。

【方藥】(1) 逐瘀膏 4 張、貼：中脘、腫塊處各一張，48 小時換 1 次。

(2) 中藥：當歸 15 克、生地 30 克、梔子 20 克、川烏 10 克、草烏 10 克、丹參 30 克、蜈蚣 5 條、川楝子 15 克、炮薑 8 克、肉桂 6 克、鱉甲 30 克、莪朮 15 克、赤芍 15 克、柴胡 12 克、焦山楂 20 克，一服，水煎服。

肝失疏洩、氣機不暢導致臟腑功能失調，症見脅下、少腹脹痛不適，噁心嘔吐，口乾口苦，故本方用加味逍遙散加減，如當歸、柴胡、梔子用來疏肝健脾，肝鬱可以化火，用梔子瀉三焦之火，導熱下行兼利水道；患者久病，肝血虧虛，加生地治療血虛並內生熱者；配行氣止痛、軟堅散結之藥，如川楝子、莪朮、鱉甲、蜈蚣等；炮薑、肉桂溫通脾陽；川烏、草烏散寒止痛。

服上藥及貼膏藥後，1980年10月28日再診述，疼痛減輕，腹脹緩解，可以進流食，口苦口乾症狀減輕，大便不燥，小便同前，舌紅，苔薄白，脈沉弦。藥證相符，繼用上方3服，逐瘀膏6張。

1980年11月2日來診，患者病情逐漸好轉，飲食增加，腫塊有所軟化，身體逐漸恢復，大便乾燥，小便黃，舌紅，苔薄白，脈弦細。繼用上方，去柴胡、肉桂，加炒大黃20克，保持大便通暢，兼使熱毒下洩，取3服藥，逐瘀膏6張。

1980年11月8日再診述：服上藥及貼膏藥後，症狀減輕，病情大有好轉，上腹部感覺舒適，有食慾，飲食300克／日，精神大有好轉，大便通暢，可以下床活動，舌紅，苔薄白，脈弦細稍有力，繼用上藥3服，逐瘀膏6張。

患者又間斷性地服藥約20服，再未服藥及進行其他治療，現已痊癒。我院曾於1989年及1994年隨訪，本人精神振作，形同常人，可以幹農活，料理家務。檢查身體時，觸及右肋下仍有一約3cm×4cm大小的腫塊，無疼痛，腫塊堅硬不移，但患者本人無任何不適感。1998年11月5日隨訪得知，患者於一個月前去世，死於腦溢血。

● **病例9**

韓某，女，患病年齡：55歲，內蒙古伊盟伊旗納鄉人，初診日期：1987年10月28日。

【**主訴**】肝癌。

【**現病史**】患者於1987年7月感覺右腹疼痛，並自己觸及右腹部有一腫塊，呼吸時上腹部也有疼痛，進食則嘔

吐。於 1987 年 9 月 25 日到內蒙古自治區伊盟醫院行超音波檢查：肝內實性占位，癌可能性大，膽結石，膽囊炎。為進一步確診，又復做超音波並化驗檢查，結論同上，查後在當地醫院服用中藥治療，效果不明顯，後經當地患者推薦而來我院就診。

【主症】肝區隱痛，無腹脹，出氣不利，呼吸時前胸及背部疼痛，飲食尚可，二便正常，身體消瘦，疲乏無力，體溫正常，雙下肢未及浮腫。

【既往史】既往體健，否認高血壓、糖尿病史，否認肝炎、結核傳染病史，無重大外傷史，無輸血及輸注血液製品史，無獻血史，否認食物、藥物過敏史。

【個人史】生於原籍，無外地長期生活及居住史。否認工業毒物、粉塵、放射性物質接觸史。

【家族史】否認腫瘤家族遺傳史。

【檢查】患者精神不振，神志清，身體虛弱，五官端正，面色萎黃無華，營養差，肌膚及雙鞏膜未及黃染，舌質紅，苔白厚膩，脈弦滑。

【辨證施治】

(1) 辨證依據：肝區隱痛，無腹脹，出氣不利，呼吸時前胸及背部疼痛，飲食尚可，二便正常，身體消瘦，疲乏無力，體溫正常，雙下肢未及浮腫。

(2) 病因病機分析：患者腹部疼痛，出氣不利，出氣時上腹部疼痛，證屬肝氣鬱結、氣機不暢；而肝的疏洩功能異常，影響脾胃的運化功能，脾失健運，故表現為食則嘔吐、納食不化、身體消瘦、疲乏無力。

(3) 治療法則：疏肝理氣，健脾，活血祛瘀，以毒攻

毒。

【診斷】肝積。

【方藥】

(1) 逐瘀膏 60 張、貼：中脘、右期門、神闕，48 小時換 1 次。

(2) 中藥：當歸 20 克、赤芍 15 克、莪朮 15 克、丹參 30 克、桃仁 10 克、蜈蚣 5 條、茯苓 15 克、青皮 10 克、香附 15 克、穿山甲 10 克、川楝子 15 克、茵陳 40 克、核桃枝 15 克、太子參 15 克、黃耆 20 克、柴胡 10 克、鱉甲 15 克，20 服，水煎服，每日一服，早晚飯後半小時服用。

【忌食】辣椒、魚、蝦、雞、菸、酒。

本方劑以疏肝理氣、活血祛瘀、扶正祛邪藥物為主，如太子參、黃耆能補氣生津，患者脾氣虛弱，運化失司，食則嘔吐，以二者補氣健脾、益氣固表；柴胡、赤芍、莪朮、川楝子等藥可條達肝氣、疏肝解鬱、行氣止痛；桃仁、蜈蚣、鱉甲等活血化瘀、以毒攻毒之藥可消腫散結。

1987 年 12 月 1 日複診，患者服藥後不適症狀完全消失，精神振作，飲食正常，後又間斷服藥一療程。

1989 年 3 月 28 日，經韓某推薦患者來我院就診時講，韓某現已痊癒，可以做農活，當地醫院複查發現肝臟腫塊消失。1999 年 5 月 27 日，韓某推薦來我院就診的患者講，韓某現身體健康，同正常人一樣生活勞動。

● 病例 10

徐某，男，山東人，患病年齡：39 歲，初診日期：1995 年 12 月 25 日。

【**主訴**】巨塊型肝癌。

【**現病史**】1995 年 6 月，患者自覺精神不振，疲乏無力，納差，當時未在意。1995 年 12 月 15 日突發右脅下劇烈疼痛，次日到山東勝利油田中心醫院做超音波檢查提示：肝臟可見 10cm×8cm×8cm 腫塊，呈占位效應。1995 年 12 月 18 日，CT 檢查確診：肝右葉略高密度實性包塊，以惡性腫瘤可能性大，並肝包膜下出血，患者放棄其他治療，來我院就診。

【**主症**】呼吸時肝區隱隱作痛，右肩疼痛，時有腹脹，噯氣，飲食一般，身體消瘦，疲乏無力，體溫不高，雙下肢無浮腫，餘情來人代述不清。

【**既往史**】既往體健，否認高血壓、糖尿病史，否認肝炎、結核傳染病史，無重大外傷史，無輸血及輸注血液製品史，無獻血史，否認食物、藥物過敏史。

【**個人史**】生於原籍，無外地長期生活及居住史。否認工業毒物、粉塵、放射性物質接觸史。

【**家族史**】否認腫瘤家族遺傳史。

【**辨證施治**】

(1) 辨證依據：呼吸時肝區隱隱作痛，右肩疼痛，時有腹脹，噯氣，飲食一般，身體消瘦，疲乏無力，體溫不高，雙下肢無浮腫。

(2) 病因病機分析：證屬肝氣鬱結，肝臟不得條達疏泄，則情志抑鬱，精神不振，氣滯則血行不暢，久則致脅下痞塊形成。

(3) 治療法則：疏肝理氣，活血祛瘀，軟堅散結，以毒攻毒。

崔扣獅老中醫肝癌治療經驗

【診斷】肝積。

【方藥】(1) 逐瘀膏 75 張、貼：中脘、右期門、右肝俞，48 小時換 1 次。

(2) 中藥：當歸 15 克、赤芍 15 克、莪朮 15 克、丹參 30 克、川楝子 15 克、白花蛇舌草 30 克、半枝蓮 30 克、蜈蚣 6 條、穿山甲 30 克、香附 15 克、青皮 10 克、枳殼 10 克、砂仁 10 克、三七 9 克、白朮 20 克、豬苓 20 克，45 服，水煎服，早晚飯後半小時各服一次。

【忌食】辣椒、魚、蝦、雞、菸、酒。

服用上藥後，於 1996 年 2 月 14 日複診，家屬代述，貼膏藥處有癢感，肝區偶爾隱痛，右肩時有輕微不適感，飲食增加，體重增加 3 公斤，二便正常，在當地醫院做超音波複查示：原肝區 3 個腫塊，現在只有一個，藥證相符，繼用上方 45 服，逐瘀膏 75 張。

1996 年 4 月 11 日複診，服上方及貼膏藥後，肝區時有隱痛，有時感到右肩不適，精神較好，飲食增加，體重增加 9 公斤，外觀不像病人，二便正常，繼守上方 45 服，逐瘀膏 75 張。

1996 年 5 月 24 日複診，患者在當地醫院超音波複查示：病灶較前明顯縮小，繼守上方 20 服，逐瘀膏 36 張。

1996 年 6 月 2 日複診，患者除右肩偶有不適外，餘無任何異感，繼守上方 25 服，逐瘀膏 45 張。

1996 年 7 月 24 日複診，超音波複查示：病情穩定，肝區有輕微脹感，心情煩躁，故在上方中去豬苓，加麥冬 15 克，以養陰清心，除煩安神，後又間斷性用藥 3 個療程。

2004 年 4 月 15 日，我院專程到徐某家進行回訪，徐某講，現在自己和正常人沒有兩樣，能吃能睡，精神特別好，並感謝崔院長給了他第二次生命，幸福之情溢於言表。

● 病例 11

韓某，女，患病年齡：54 歲，山西省盂縣東梁鄉西梁村人，初診日期：1987 年 5 月 11 日。

【主訴】肝癌。

【現病史】1986 年 3 月，患者無意觸及上腹部有一腫塊，無痛，未行任何檢查及治療。1987 年 3 月因感冒而呃逆不止，伴上腹疼痛，經本縣醫院超音波檢查確診：肝癌。1987 年 4 月 13 日到太原市山大一院超音波檢查確診：肝癌。為進一步確診病情，到山大三院行超音波及肝掃瞄檢查結論同上，醫生建議化療，本人不同意，在當地用中藥治療，效果不理想，聞知我院，於 1987 年 5 月 11 日來診。

【主症】肝區疼痛，上腹部憋脹，飯後腹脹加重，呃逆，口苦口乾，飲食減少，疲乏無力，大便黑色，小便黃、渾濁，體溫不高，可以下床活動。

【既往史】既往體健，否認高血壓、糖尿病史，否認肝炎、結核傳染病史，無重大外傷史，無輸血及輸注血液製品史，無獻血史，否認食物、藥物過敏史。

【個人史】生於原籍，無外地長期生活及居住史。否認工業毒物、粉塵、放射性物質接觸史。

【家族史】否認腫瘤家族遺傳史。

【查體】患者精神尚可，身體狀況一般，五官端正，

崔扣獅老中醫肝癌治療經驗

兩胸對稱，心肺未見異常，肝大劍下 6cm，壓按疼痛，質硬，下腹柔軟平坦，未觸及明顯包塊，未聞及移動性濁音，淺表淋巴結未及腫大，舌質紅，苔薄白，脈弦滑。

【辨證施治】

(1) 辨證依據：肝區疼痛，上腹部憋脹，飯後腹脹加重，呃逆，口苦口乾，飲食減少，疲乏無力，大便黑色，小便黃、渾濁，體溫不高，可以下床活動。

(2) 病因病機分析：患者素性剛強，反覆持久的情誌異常影響肝的疏洩功能，而導致肝氣鬱結，肝失疏洩而致脾失運化，水液停運積聚生痰，痰瘀互結成癥瘕，積於肝中。

(3) 治療法則：疏肝理氣，活血化瘀，健脾，以毒攻毒，扶正祛邪。

【診斷】 肝積。

【方藥】 (1) 逐瘀膏 15 張、貼：上脘、右期門、神闕，48 小時換 1 次。

(2) 中藥：太子參 20 克、丹參 30 克、穿山甲 10 克、桃仁 10 克、川楝子 15 克、麥冬 15 克、蜈蚣 6 條、當歸 15 克、莪朮 15 克、三棱 10 克、赤芍 15 克、參三七 6 克、雞內金 15 克、八月札 10 克、香附 12 克、青皮 9 克，5 服，水煎服，每日一服，早晚飯後半小時服用。

【忌食】 辣椒、魚、蝦、雞、菸、酒。

本方劑以疏肝理氣、活血祛瘀藥為主，如川楝子、當歸、香附、穿山甲、丹參等，配以行氣止痛、攻毒散結藥物，如蜈蚣、三棱、莪朮、赤芍等，再以太子參、雞內金等藥物健脾、益氣、生津、扶正祛邪。患者服上藥及貼膏

藥後，感覺上腹部憋脹感減輕，疼痛消失，要求住院治療。服藥一療程後，不適症狀完全消失，肝區無痛無脹，飲食增加，二便正常，精神振作，建議出院回當地複查，但後來再未與我院聯繫。

2004 年 3 月 9 日，患者兒子帶本村一患者來我院就診時講，其母親已經痊癒，身體健康無異，同正常人一樣生活。

● 病例 12

孔某，男，患病年齡：55 歲，遼寧省工商銀行幹部，初診日期：1990 年 11 月 24 日。

【主訴】原發性肝癌。

【現病史】1990 年 9 月 26 日，患者體檢時發現：肝右葉實性占位性病變，建議進一步檢查。於 1990 年 10 月 18 日到中國醫科大學附屬醫院 CT 檢查，符合：肝內占位性病變，性質待定（1. 肝癌？2. 待除外血管瘤），建議進一步檢查。1990 年 10 月 20 日增強 CT 檢查結論基本一致。1990 年 11 月 13 日到中國醫科大學附屬醫院行核磁共振檢查結論：肝癌。查後，未做任何治療，來我院就診。

【主症】肝區無痛無脹，無腹水，飲食尚可，身體未見消瘦，大便正常，小便 4~5 次／日，色黃，精神尚可。

【既往史】既往體健，否認高血壓、糖尿病史，否認肝炎、結核傳染病史，無重大外傷史，無輸血及輸注血液製品史，無獻血史，否認食物、藥物過敏史。

【個人史】生於原籍，無外地長期生活及居住史。否認工業毒物、粉塵、放射性物質接觸史。

【家族史】否認腫瘤家族遺傳史。

【檢查】患者精神尚可，神志清，身體未見消瘦，頭顱發育良好，五官端正，面色無華，營養尚可，肌膚及雙鞏膜未及黃染，舌質淡紅，苔薄白，脈弦滑，淺表淋巴未及腫大，兩胸對稱，心肺未見異常，肝臟在 5~6 肋間，右肋下未及，脾臟未及，肚腹柔軟平坦，腹部叩診未聞及移動性濁音，四肢活動自如，雙下肢未及浮腫。

【辨證施治】

(1) 辨證依據：肝區無痛無脹，無腹水，飲食尚可，身體未見消瘦，大便正常，小便 4~5 次／日，色黃，精神尚可。

(2) 病因病機分析：患者素性剛強，工作勞累過度，時常應酬，酗酒、嗜厚味，久則肝鬱氣滯，氣滯血瘀，素蓄濕熱在內，脾失健運，濕瘀互結，積瘀肝臟而成腫塊。

(3) 治療法則：疏肝理氣，活血化瘀，散結，以毒攻毒。

【診斷】肝積。

【方藥】(1) 逐瘀膏 9 張、貼：中脘、右期門、右肝俞，48 小時換 1 次。

(2) 中藥：當歸 15 克、赤芍 15 克、莪朮 15 克、丹參 30 克、川楝子 15 克、白花蛇舌草 30 克、半枝蓮 30 克、杞果 15 克、川牛膝 15 克、柏子仁 20 克、蜈蚣 5 條、香附 15 克、生地 20 克、丹皮 15 克、乾薑 6 克、砂仁 10 克、茯苓 15 克，5 服，水煎服，每日一服，早晚飯後半小時服用。

【忌食】辣椒、魚、蝦、雞、菸、酒。

本方劑以當歸補血活血，因患者病情較重，瘀血留於

體內，配以赤芍、川楝子、丹參等藥活血行氣，加強瘀毒排出的功效；用蜈蚣以毒攻毒、散結祛瘀；因患者久病必傷陰，用生地、丹皮等藥入血分以養陰清熱；香附辛能通行，苦能疏洩，用來疏肝解鬱；再配以杞果、川牛膝、柏子仁等藥養心安神，以補陰血不足；茯苓健脾溫中，保護脾胃。本方配伍嚴謹，既有以毒攻毒之藥，又有因久病耗傷陰血之養陰之藥，還有保護脾胃不受損傷之藥。

患者用藥 20 天後，到運城地區醫院及血研所超音波複查，病灶明顯縮小，藥證相符，繼守上藥服用兩個療程。1991 年 4 月 20 日 CT 複查，腫塊密度變淺，部分病灶已接近正常肝質，患者本人無任何不適感，存活 7 年。

● **病例 13**

耿某，男，安徽省太和縣工商局幹部，患病年齡：50 歲，初診日期：1993 年 5 月 16 日。

【**主訴**】肝癌腹水。

【**病史**】1991 年 11 月患者無誘因感到周身不適，到多家醫院檢查結論不一，經多方治療不見好轉。1992 年 12 月到本縣中醫醫院超音波檢查提示：肝門部有一腫物，為進一步確診，又到蚌埠醫學院附屬醫院超音波檢查提示：腹水中度，膽管阻塞，肝硬化，建議手術治療。1993 年 2 月底，患者突發上腹劇烈疼痛，伴腹瀉、黑便。3 月 2 日在蚌埠醫學院附屬醫院行手術，術中見膽囊及膽總管大量積血，切開膽總管仍有來自肝內的活動性出血，膽總管內見 1.5cm×1.5cm×3cm 肉芽樣新生物，觸及肝臟有一 4cm 大小的結節，因在肝門處而無法切除，行膽總管內腫物摘除，病理報告：原發性肝細胞肝癌。插一

「T」形引流管引流，術後保肝及輔助治療。從《農民日報》上看到關於我院的報導而來求診。

【主症】肌膚及鞏膜黃染，周身瘙癢，腹部有一引流管，引流量每天約 2000ml，伴出血，肝區脹痛，腹水，飲食不多，睡眠差，小便每天 1000~2000ml，渾濁，泡沫大，有橘黃色米粒樣物排出，大便乾燥，體溫不高，可以少量活動。

【既往史】原有肝炎、腎炎病史。否認高血壓、糖尿病史，無結核傳染病史，否認食物、藥物過敏史。

【個人史】生於原籍，無外地長期生活及居住史。否認工業毒物、粉塵、放射性物質接觸史。

【家族史】否認腫瘤家族遺傳史。

【辨證施治】

(1) 辨證依據：肌膚及鞏膜黃染，周身瘙癢，腹部有一引流管，引流量每天約 2000ml，伴出血，肝區脹痛，腹水，飲食不多，睡眠差，小便每天 1000~2000ml，渾濁，泡沫大，有橘黃色米粒樣物排出，大便乾燥，體溫不高，可以少量活動。

(2) 病因病機分析：肝主疏洩，患者因工作關係長期酗酒，工作壓力大，身體過度勞累而使肝臟疏洩功能減退，致肝氣鬱結，血行障礙，久則形成癥積、腫塊，氣機鬱結導致津液輸布代謝障礙，水停而成臌脹。

(3) 治療法則：疏肝理氣，活血化瘀，破積散結，利水消脹。

【診斷】肝積。

【方藥】(1) 逐瘀膏 45 張、貼：中脘、右期門、右肝

俞，48 小時換 1 次。

(2) 中藥：當歸 15 克、赤芍 15 克、莪朮 15 克、白花蛇舌草 30 克、丹參 30 克、川楝子 15 克、蜈蚣 8 條、半枝蓮 30 克、土茯苓 30 克、穿山甲 30 克、茵陳 30 克、金錢草 30 克、雞內金 15 克、梔子 15 克、仙鶴草 30 克、砂仁 15 克、三七 10 克，20 服，水煎服，每日一服，早晚飯後半小時服用。

【忌食】辣椒、魚、蝦、雞、菸、酒。

本方以當歸為主藥，補血活血，配以赤芍、莪朮、川楝子等藥入肝經走血分，行氣止痛，破血行瘀，排除體內瘀毒；蜈蚣、穿山甲內達臟腑經絡，通經止痛，活血逐瘀，以毒攻毒；配三七以活血、止血、化瘀、定痛，做到止血不留瘀、化瘀不傷正；茵陳、金錢草等藥清熱利濕、利膽退黃、利尿通淋排毒；砂仁、雞內金溫中健脾消脹，保護脾胃。全方配伍既補血活血、以毒攻毒、消癥散結，又行氣止痛、利濕退黃排毒、健脾和胃。

1993 年 6 月 12 日複診，患者家屬述：服用 20 服藥及貼膏藥後，飲食增加，腹脹有所緩解，大便不燥，小便色黃，但無渾濁，引流管內仍有鮮血排出。根據患者家屬所述，在上方中加生地 30 克，因患者長期出血；陰液傷，生地可入血分，養陰液並止血；加香附、青皮，以疏肝理氣、消脹。

1993 年 7 月 14 日複診述：進食後噁心，時有嘔吐，引流管內無出血，肌膚黃染減輕，二便基本正常，超音波複查：病情無發展。繼守上方去香附、青皮，加藿香、麥門冬，取藥 20 服，逐瘀膏 45 張。

1993 年 8 月 19 日，患者用藥後飲食增加，飯後無噁心、嘔吐，無腹脹，體重增加，精神振作，大便正常，小便淡黃色，量不多，超音波複查：病情穩定。藿香為芳香化濕藥，患者飯後噁心、嘔吐屬濕滯中焦，中氣不運所致脘腹脹滿、噁心、嘔吐，加麥門冬以益胃生津，故患者用藥後明顯好轉。1994 年元月 2 日和 3 月 11 日，超音波複查：肝臟未探及占位。

1994 年 7 月 24 日，患者來我院就診，精神振作，體重增加了 20 公斤，自覺有力氣，可以提兩桶水走 300 米左右，飲食尚可，二便正常，鞏膜及肌膚無黃染，形同常人，舌質淡紅，苔薄白，脈緩和。

【查體】心肺未見異常，肝臟在 5~6 肋間，右肋下未及，肚腹正中有一手術疤痕，癒合良好，雙下肢浮腫，淺表淋巴未及腫大。

【方藥】歸耆二甲丸 90 袋，每日 3 袋，飯後服用，服 5 天休息 10 天。逐瘀膏 90 張，72 小時換 1 次。

1996 年 3 月 30 日，患者來診，無任何不適感，並已開始上班，查體一切正常。

● 病例 14

劉某，女，患病年齡：42 歲，河北省保定市春城印刷廠職工，初診日期：1989 年 10 月 21 日。

【主訴】肝癌。

【現病史】患者肝區疼痛一年多，因原患有肝炎，一直按肝炎治療不見好轉。1989 年 10 月 18 日，到保定市傳染病醫院做超音波檢查提示：肝占位性病變。到保定市第三醫院進一步 CT 檢查確診：肝右葉肝癌。聞知我院，前

來求治。

【主症】肝區疼痛，無腹脹，面部發脹，手發脹，飲食尚可，二便正常，體溫不高，精神不振。

【既往史】原有肝炎病史，否認高血壓、糖尿病史、結核傳染病史，無重大外傷史，無輸血及輸注血液製品史，無獻血史，否認食物、藥物過敏史。

【個人史】生於原籍，無外地長期生活及居住史。否認工業毒物、粉塵、放射性物質接觸史。

【家族史】否認腫瘤家族遺傳史。

【檢查】患者精神尚可，神志清，身體未見消瘦，頭顱發育良好，五官端正，面色無華，營養尚可，肌膚及雙鞏膜未及黃染，舌質紅，苔薄白，脈滑，淺表淋巴未及腫大，兩胸對稱，心肺未見異常，肝臟在 5~6 肋間，右肋下未及，脾臟未及，肚腹柔軟平坦，腹部叩診未聞及移動性濁音，四肢活動自如，雙下肢未及浮腫。

【辨證施治】

(1) 辨證依據：肝區疼痛，無腹脹，面部發脹，手發脹，飲食尚可，二便正常，體溫不高，精神不振。

(2) 病因病機分析：患者患肝炎多年，肝臟正常的生理功能減弱，氣機的疏通和暢達受阻，導致氣機不暢、氣機鬱結而血行障礙，形成腫塊。

(3) 治療法則：疏肝理氣，活血祛瘀，清熱解毒，健脾利濕。

【診斷】肝積。

【方藥】(1) 逐瘀膏 4 張、貼：中脘、右期門、右肝俞、神闕，48 小時換 1 次。

(2) 中藥：當歸 15 克、赤芍 15 克、莪朮 15 克、白花蛇舌草 30 克、半枝蓮 30 克、丹參 20 克、川楝子 15 克、茯苓 15 克、生白朮 15 克、砂仁 15 克、香附 15 克、蜈蚣 5 條、茵陳 20 克、桃仁 10 克、板藍根 15 克，2 服，水煎服，每日 1 服，早晚飯後半小時服用。

【忌食】辣椒、魚、蝦、雞、菸、酒。

服上藥及貼膏藥後，患者疼痛減輕，說明藥證相符。本方以活血、行氣、通經、止痛藥物而形成，如當歸、赤芍、莪朮、丹參、川楝子、桃仁、蜈蚣可疏肝理氣、活血祛瘀；再以健脾利濕藥，如茯苓、生白朮、砂仁加強脾的運化功能，排出體內的病理產物，如水濕、痰飲等；茵陳、板藍根清利體內濕熱，加快毒素的排出。

1989 年 10 月 23 日複診，患者服藥後疼痛緩解，精神好轉，飲食增加，繼續服用中藥及貼膏藥 50 天後，患者身體增胖，所有不適症狀消失，帶藥回家繼續鞏固療效。

1990 年元月 12 日到保定市傳染病醫院超音波檢查提示：肝回聲及囊壁改變（因肝炎所致）。後多次回訪，劉某身體健康，正常上班，現仍健在。

● 病例 15

周某，男，患病年齡：54 歲，吉林省長春市人，初診日期：1993 年 9 月 23 日。

【主訴】肝癌栓塞治療兩次後。

【現病史】1993 年 6 月 8 日到當地醫院複查糖尿病時，超音波檢查上腹部提示：肝內占位；進一步 CT、核磁共振檢查確診：肝癌。診斷明確後到白求恩醫科大學第三醫院行「肝栓塞」治療兩次，1993 年 9 月 14 日到北京

301 醫院 CT 複查：肝內占位無明顯變化，後用了一些保肝藥物，再未行其他治療，聞知我院前來就診。

【主症】勞累時肝區疼痛，有時乏力，頭暈，飲食一般，身體消瘦不明顯，大便正常，小便頻，午後體溫37℃左右，一般活動尚可，下肢浮腫。

【既往史】既往有高血壓、動脈硬化、輕度冠心病，否認有結核傳染病史，無重大外傷史，無輸血及輸注血液製品史，無獻血史，否認食物、藥物過敏史。

【個人史】生於原籍，無外地長期生活及居住史。否認工業毒物、粉塵、放射性物質接觸史。

【家族史】否認腫瘤家族遺傳史。

【檢查】精神一般，神志清，身體未見消瘦，五官端正，營養尚可，肌膚及鞏膜無黃染，面色潤澤，舌紅，苔白厚膩，脈弦滑。

頸軟不強，兩胸對稱，心律快，肝臟大右肋下二橫指，壓按較疼痛，脾臟未及，下腹柔軟，腹壁有多個脂肪瘤，雙下肢沒指性浮腫明顯，四肢活動尚可。

【辨證施治】

(1) 辨證依據：勞累時肝區疼痛，有時乏力，頭暈，飲食一般，身體消瘦不明顯，大便正常，小便頻，午後體溫 37℃左右，一般活動尚可，下肢浮腫。

(2) 病因病機分析：疲乏無力、頭暈多為久病體虛而引起肝陰不足，肝區隱隱疼痛多是肝失條達而疏洩無權，肝氣橫逆，氣機阻滯不暢，為痛為聚；血行瘀阻，經脈痺塞，為痞為積，舌紅，苔白而厚膩，脈弦滑，是因肝火上炎，肝陰不足而犯胃。

崔扣獅老中醫肝癌治療經驗

(3) 治療法則：扶正祛邪，柔肝滋陰，疏肝理氣，破積散結等。

【診斷】肝積。

【方藥】(1) 逐瘀膏 75 張、貼：中脘、右期門、右肝俞，48 小時換 1 次。

(2) 中藥：太子參 15 克、黃耆 30 克、當歸 15 克、赤芍 15 克、莪朮 15 克、白花蛇舌草 30 克、半枝蓮 30 克、丹參 30 克、川楝子 15 克、蜈蚣 6 條、土茯苓 30 克、穿山甲 20 克、梔子 15 克、生白朮 15 克、豬苓 30 克、茵陳 20 克，45 服，水煎服，每日 1 服，早晚飯後半小時服用。

患者服用一療程後，於 1993 年 11 月 4 日在當地白求恩醫科大學第一臨床學院行核磁共振複查：肝內占位，肝癌較前明顯縮小，原來腫塊為 4.0cm×6.0cm，治療後腫塊縮小到 1.6cm×1.6cm。服藥後，患者精神明顯好轉，疲乏無力感緩解，肝區偶有隱痛，頭暈消失，飲食尚可，有食慾，二便正常，午後低熱消失，下肢浮腫消失。

本方劑中，逐瘀膏以通經脈、活血化瘀、消腫散結為治療原則，湯劑以扶正祛邪、行氣活血為主，如當歸、黃耆、太子參、莪朮等藥柔肝滋陰；蜈蚣、穿山甲等藥破積、散結、消腫；豬苓等藥疏理肝氣、除濕消脹。服藥後效果明顯，繼用上方 80 服，逐瘀膏 150 張。

1994 年元月 2 日複診：服上藥及貼膏藥後，肝區疼痛大減，有時稍有隱痛，飲食正常，大便正常，小便呈黃褐色，下肢浮腫稍有，體重略有減輕。CT 複查：病灶未有增大。

【方藥】歸耆二甲丸 270 袋，逐瘀膏 150 張。

1994 年 5 月 10 日複診，患者述：服上藥及貼膏藥後，身上時有瘙癢，肝區時有疼痛，二便尚可。

【檢查】精神振作，身體狀況一般，營養尚可，神志清，五官端正，鞏膜無黃染，心肺未見異常，肝大右肋下 2cm，質不硬，脾臟未及，腹部脂肪厚，未聞及移動性濁音，四肢活動尚可。

【方藥】歸耆二甲丸 270 袋，逐瘀膏 150 張。

1997 年 4 月 7 日 CT 複查：與原片對比，病情有所好轉，再用藥一療程鞏固療效。

2000 年 10 月 8 日，我院電話回訪患者，家屬講患者已於 1999 年去世，存活 6 年。

● 病例 16

何某，男，患病年齡：62 歲，廣西桂林市人，初診日期：1991 年 7 月 23 日。

【主訴】肝癌，肝動脈結紮+肝動脈插管化療後。

【現病史】患者 1990 年 10 月，無誘因感覺厭油膩，飲食減少，伴有乏力感，身體逐漸消瘦。1990 年 12 月到桂林市人民醫院就診，超音波檢查：右肝團塊型肝癌，化驗 AFP<20，進一步 CT 檢查：肝右葉前段巨塊型肝癌。於 1990 年 12 月 25 日在桂林市人民醫院行剖腹探查術，術中見包塊位於左右肝葉之間，約 8cm×7cm 大小，考慮切除面積太大，而且肝表面呈結節狀，有肝硬化表現，估計預後不好，故做肝動脈結紮術，切除膽囊，並行插管化療，化療後服用中藥治療約 3 個月，自感較好。1991 年 5 月患者出現飲食減少，飯後嘔吐，6 月住院，給以服用中

崔扣獅老中醫肝癌治療經驗

156

藥，效果不明顯，7 月 2 日超音波檢查：肝右前葉可見一個 6.1cm×5.8cm 大小低回聲光團，給予支持療法及抗感染治療，後聞知我院而來就診。

【主症】納差，厭油膩，飯後時有嘔吐，身體消瘦明顯，肝區無疼痛，上腹無脹感，下肢無浮腫，口乾喜飲，口苦，晨起舌苔較厚，黏痰較多，二便如常，體溫正常，疲乏無力，一般活動尚可。

【既往史】既往體健，否認高血壓、糖尿病史，否認肝炎、結核傳染病史，否認食物、藥物過敏史。

【個人史】生於原籍，無外地長期生活及居住史。否認工業毒物、粉塵、放射性物質接觸史。

【家族史】否認腫瘤家族遺傳史。

【檢查】精神萎靡不振，身體消瘦，營養不佳，五官端正，面色蒼白無華，舌質淡紅，苔薄白，脈弦滑搏指。兩頸鎖骨處有數個豆粒大小結節，兩胸對稱，心律較快，兩肺呼吸音弱，右肋下有一手術疤痕，壓按疼痛，質硬，未觸及明顯包塊，脾臟未及，肌膚甲錯，四肢活動尚可，雙下肢無浮腫。

【辨證施治】

(1) 辨證依據：納差，厭油膩，飯後時有嘔吐，身體消瘦明顯，肝區無疼痛，上腹無脹感，下肢無浮腫，口乾喜飲，口苦，晨起舌苔較厚，黏痰較多，二便如常，體溫正常，疲乏無力，一般活動尚可。

(2) 病因病機分析：證屬肝氣鬱結，氣行不暢，血瘀內阻，肝脾失調不能促進水穀運化。

(3) 治療法則：疏肝理氣，扶正祛邪，健脾和胃，活

血化瘀，消腫止痛。

【診斷】肝積。

【方藥】(1) 逐瘀膏 75 張、貼：中脘、右期門、右肝俞，48 小時換 1 次。

(2) 中藥：太子參 15 克、當歸 15 克、赤芍 15 克、白花蛇舌草 30 克、半枝蓮 30 克、丹參 30 克、蜈蚣 5 條、川楝子 15 克、莪朮 15 克、穿山甲 15 克、生地 30 克、砂仁 9 克、藿香 9 克、黃耆 20 克、虎杖 20 克、梔子 15 克、白芍 15 克，40 服，每日一服，水煎服，飯後半小時服用。

1991 年 9 月 9 日複診：患者服上藥及貼膏藥後，嘔吐消失，疼痛消失，飲食增加，但食慾仍不太好，口酸口苦，繼用上方去白芍、梔子、砂仁、藿香，加焦山楂 15 克、茯苓 20 克，取藥 40 服，逐瘀膏 90 張。

1991 年 11 月 8 日複診：患者無任何不適感，無痛無脹，飲食正常，無噁心、嘔吐，二便正常，精神振作，體重增加，取逐瘀膏 120 張繼續貼敷，鞏固療效。

1992 年 9 月 5 日，由何某推薦來我院看病的桂林汽車總站保養場的患者黃某講，何某現已痊癒，身體健康，一切正常。

● 病例 17

王某，男，患病年齡：65 歲，江蘇省東台市人，初診日期：1989 年 11 月 29 日。

【主訴】肝癌。

【現病史】1989 年 10 月 13 日，患者在東台市醫院做體檢時超音波所見：肝脾厚。1989 年 11 月 15 日到南京儀

征化纖工業聯合公司職工醫院做 CT 檢查確診：肝右下葉原發性肝癌。檢查後，在本市醫院服用中藥及西醫支持療法治療，沒有效果，聞知我院而來就診。

【主症】肝區疼痛，腹不脹，飲食尚可，身體消瘦，疲乏無力，精神一般，大便無規律，小便正常，體溫不高，雙下肢無浮腫，活動尚可。

【既往史】有肝炎病史，否認有高血壓、糖尿病史，否認結核傳染病史，否認食物、藥物過敏史。

【個人史】生於原籍，無外地長期生活及居住史。否認工業毒物、粉塵、放射性物質接觸史。

【家族史】否認腫瘤家族遺傳史。

【檢查】患者精神不振，神志清，身體消瘦，五官端正，面色青黃無華，肌膚及雙鞏膜未及黃染，舌質紅，苔白厚，脈弦滑。

【辨證施治】

(1) 辨證依據：肝區疼痛，腹不脹，飲食尚可，身體消瘦，疲乏無力，精神一般，大便無規律，小便正常，體溫不高，雙下肢無浮腫，活動尚可。

(2) 病因病機分析：患者有多年的肝炎病史，加之性格剛強，脾氣暴躁，易怒，平時工作壓力大，應酬多，經常酗酒，善食膏粱厚味，日久導致肝氣鬱結，血不養肝，常使肝脈阻滯，導致肝區疼痛，肝鬱日久，氣滯血瘀，而成癥瘕。

(3) 治療法則：疏肝解鬱，扶正祛邪，活血祛瘀，以毒攻毒。

【診斷】肝積。

【**方藥**】(1) 逐瘀膏 45 張、貼：中脘、右期門、右肝俞，48 小時換 1 次。

(2) 中藥：當歸 15 克、生地 20 克、白花蛇舌草 30 克、赤芍 15 克、半枝蓮 30 克、丹參 30 克、莪朮 15 克、川楝子 15 克、砂仁 15 克、生白朮 15 克、茯苓 20 克、茵陳 20 克、蜈蚣 5 條、梔子 15 克、穿山甲 15 克，20 服，水煎服，每日一服，早晚飯後半小時服用。

1989 年 12 月 28 日複診，患者服上藥及貼膏藥後，肝區有時不適，飲食正常，精神好轉，二便正常，繼用上方 30 服，逐瘀膏 60 張。

1990 年 2 月 11 日複診，患者用藥後，右脅下時有疼痛，上腹部時有脹感，飲食尚可，面色好轉，大便正常，小便色黃，乏力，繼用上方去梔子，加柴胡 15 克以條達肝氣、疏肝解鬱，30 服，逐瘀膏 60 張。

1990 年 3 月 23 日複診，服上藥及貼膏藥後，飲食基本正常，上腹部脹感消失，右脅下時有疼痛，背部時有疼痛，二便尚可。繼用上方去柴胡、茵陳，加土茯苓 30 克、黃藥子 15 克，逐瘀膏 48 張。

1990 年 5 月 10 日複診，服上藥及貼膏藥後，身體恢復，飲食正常，右脅下痛減，仰臥時腹部有脹感，二便尚可，繼用上方 30 服，逐瘀膏 90 張。

1990 年 7 月 26 日複診，服上藥及貼膏藥後，病情平穩，繼用上方 20 服，逐瘀膏 45 張。

1990 年 8 月 30 日複診，服上藥及貼膏藥後，飲食基本同前，身體狀況一般，活動一般，二便尚可。

【**方藥**】(1) 逐瘀膏 60 張。

崔扣獅老中醫肝癌治療經驗

(2) 中藥：土茯苓 30 克、當歸 15 克、生地 20 克、白花蛇舌草 30 克、赤芍 20 克、半枝蓮 30 克、丹參 30 克、莪朮 15 克、川楝子 15 克、生白朮 15 克、茯苓 15 克、茵陳 30 克、蜈蚣 5 條、穿山甲 15 克、鱉甲 30 克，30 服。

1990 年 11 月 8 日複診，服上藥及貼膏藥後，肝區有時疼痛，大便稀，小便尚可，舌質淡紅，苔黃厚膩，繼用上方去生白朮，加梔子 15 克，30 服，逐瘀膏 60 張。

1990 年 12 月 28 日，服上藥及貼膏藥後，右脅下時有隱痛，精神、身體狀況同前一樣，大便稀，2~3 次／日，小便尚可，繼用上方去茵陳，加黃耆 30 克，30 服，逐瘀膏 60 張。

後來患者又間斷性地服藥一療程，1996 年元月 8 日，患者女兒來我院時講，其父親現在身體健康，一切都好。

1998 年 5 月 12 日，王某女婿引薦一患者來我院就診時講，其岳父現同正常人一樣，身體健康。

● **病例 18**

馮某，男，44 歲，河南長葛市人，初診日期：1990 年 2 月 13 日。

【**主訴**】肝癌術後復發併液氣胸、腹水。

【**現病史**】1988 年 5 月 2 日，患者體檢時查出「肝癌」。1988 年 6 月到河南醫科大學和腫瘤醫院做超音波及 CT 檢查確診：肝癌。1988 年 10 月到上海醫科大學附屬中山醫院全身檢查，結論同上。1988 年 12 月 14 日在全麻下行肝腫瘤局部切除術，術後一週出現液氣胸及黃疸、腹

水，並持續性發熱 10 餘天，當地醫院保肝、利尿、抗感染治療後病情平穩，出院後化療一次，因血小板低，1989年 2 月 9 日在河南長葛縣醫院做超音波診斷：肝癌術後復發，膽囊炎，脾厚，遂化療停止，聞知我院前來就診。

【主症】精神不振，右肩胛及胸部感覺不舒服，飲食尚可，大便乾燥，每天一次，小便正常，自術後，左手一直處於腫脹狀態。

【既往史】既往體健，否認高血壓、糖尿病史，否認肝炎、結核傳染病史，否認食物、藥物過敏史。

【個人史】生於原籍，無外地長期生活及居住史。否認工業毒物、粉塵、放射性物質接觸史。

【家族史】否認腫瘤家族遺傳史。

【檢查】患者精神不振，神志清，身體虛弱，五官端正，面色病容，營養差，肌膚及雙鞏膜未及黃染，舌質紅，苔白稍厚膩，脈沉細無力。

【辨證施治】

(1) 辨證依據：精神不振，右肩胛及胸部感覺不舒服，飲食尚可，大便乾燥，每天一次，小便正常，自術後，左手一直處於腫脹狀態。

(2) 病因病機分析：證屬肝鬱氣滯，氣滯血瘀，瘀毒內阻，患者手術後元氣大傷，再進行化療，致使機體極度虛弱，抵抗力低下，病邪乘虛而入，從而導致肝癌術後復發。

(3) 治療法則：扶正祛邪，活血祛瘀，健脾利濕，疏肝理氣。

【診斷】肝積。

【**方藥**】(1) 逐瘀膏 45 張、貼：中脘、右期門、右肝俞，48 小時換 1 次。

(2) 中藥：黨參 15 克、黃耆 30 克、當歸 15 克、赤芍 15 克、莪朮 15 克、川楝子 15 克、茯苓 30 克、穿山甲 15 克、生地 30 克、茵陳 20 克、白花蛇舌草 30 克、半枝蓮 30 克、蜈蚣 5 條、生牡蠣 20 克、瓦楞子 20 克、黃藥子 15 克、丹參 30 克，10 服，水煎服，每日一服，早晚飯後半小時服用。

因患者術後化療後身體極度虛弱，必先扶養人體正氣，正氣盛，邪不可干，故本方劑用黨參、黃耆、當歸等藥補中益氣、生津養血；莪朮、川楝子、丹參等藥活血、行氣、止痛，肝脈疏通，瘀毒才得解；蜈蚣、穿山甲、生牡蠣、黃藥子等藥散瘰散瘤，以毒攻毒；茵陳、茯苓清利濕熱、利水滲濕、健脾安神。

1990 年 3 月 5 日複診，服上藥及貼膏藥後，患者感覺身體各個方面都有好轉，左手腫脹消失，胸部不適感消失，有食慾，吃飯正常，右肩胛仍有點兒酸困，二便正常，舌紅，苔白膩，脈弦滑。繼用上方去黨參，加板藍根 15 克，20 服，逐瘀膏 45 張。

1990 年 4 月 20 日複診，服上藥及貼膏藥後，右肩胛痠痛，餘無任何不適感，舌質紅，苔薄白，脈緩滑。繼用上方去板藍根，加佛手 15 克，30 服，逐瘀膏 75 張。

1990 年 6 月 18 日，服上藥及貼膏藥後，症狀基本同前，繼守上方 30 服，逐瘀膏 60 張。

1990 年 8 月 10 日，服上藥及貼膏藥後，病情平穩，繼守上方 20 服，逐瘀膏 75 張。

後一直間斷性服藥，1993 年 3 月 5 日複診，患者一切正常，肝區無痛無脹，右肩酸困感消失，二便正常，精神振作，面色潤澤，舌質淡紅，苔薄白，脈緩和，要求再用藥 20 服。

　　1993 年 9 月 9 日複診，一切正常，未有任何不適感，精神飽滿。

● 病例 19

　　李某，男，60 歲，湖北省鄖陽地區人，初診日期：1990 年 8 月 10 日。

　　【主訴】肝癌肺轉移。

　　【現病史】1990 年 6 月初，患者無誘因四肢麻木、面部浮腫、乏力，3 天無進食，到鄖陽地區醫院做超音波檢查示：肝癌，進一步 CT 檢查示：肝癌，查後在本地區醫院住院對症及保肝治療，有所好轉，可以進食和活動。1990 年 8 月 3 日到同濟醫科大學附屬醫院行超音波及 CT 檢查示：肝左葉實性占位性病變，左下肺腫瘤。查後，聞知我院而來就診。

　　【主症】胸悶，氣喘，夜間咳嗽較多，痰多，無血痰，肝區脹，飲食減少，厭油膩，大便 3 日一次，乾燥，小便頻，量多，手腳麻木發涼，行走困難，睡眠差，疲乏無力。

　　【既往史】既往體健，否認高血壓、糖尿病史，否認肝炎、結核傳染病史，否認食物、藥物過敏史。

　　【個人史】生於原籍，無外地長期生活及居住史。否認工業毒物、粉塵、放射性物質接觸史。

　　【家族史】否認腫瘤家族遺傳史。

【檢查】患者精神不振，神志清，身體虛弱，五官端正，面色病容，營養差，肌膚及雙鞏膜未及黃染，舌質紅，苔白稍厚，脈弦滑。

【辨證施治】

(1) 辨證依據：胸悶，氣喘，夜間咳嗽較多，痰多，無血痰，肝區脹，飲食減少，厭油膩，大便 3 日一次，乾燥，小便頻，量多，手腳麻木發涼，行走困難，睡眠差，疲乏無力。

(2) 病因病機分析：患者平素性格內向，不善言談，長時間的心理壓力得不到釋放，逐漸導致肝鬱氣滯，木失條達，疏洩無權，氣機阻滯不暢，血行瘀阻，經脈痺塞，為痞為積。肝藏血、主升發，調節全身之血；肺主肅降、主氣，治理調節一身之氣。肺調節全身之氣的功能又需要得到血的濡養，肝向周身各處輸送血液又必須依賴於氣的推動，所以肝的功能異常必然影響肺的正常生理功能，故出現肺部的病變。

(3) 治療法則：疏肝理氣，宣肺化痰，止咳平喘，活血祛瘀，以毒攻毒。

【診斷】肝積。

【方藥】

(1) A1 逐瘀膏 45 張、貼：中脘、右期門、右肝俞；A4 逐瘀膏 45 張、貼：左乳中、左大包、左膏肓，48 小時換 1 次。

(2) 中藥：魚腥草 30 克、重樓 20 克、川貝母 15 克、浙貝母 15 克、廣木香 10 克、瓜蔞 20 克、大黃 6 克、當歸 15 克、黃芩 12 克、生地 30 克、穿山甲 15 克、生白朮

20 克、土茯苓 30 克、膽南星 6 克、蜈蚣 5 條、茯苓 15 克、梔子 15 克，20 服，水煎服，每日一服，早晚飯後半小時服用。

1990 年 8 月 30 日複診，患者服上藥及貼膏藥後，精神好轉，手腳麻木減輕，飲食增加，肝區有時隱痛，胸悶有所減輕，咳嗽減輕，吐痰減少，聲音嘶啞，腹脹消失，大便恢復正常，可以少量活動，睡眠好轉，繼用上方去廣木香，加丹皮 15 克，40 服，A1 逐瘀膏 75 張，A4 逐瘀膏 75 張。

1990 年 10 月 9 日複診，患者服上藥及貼膏藥後，肝臟腫塊縮小，肝區仍有陣發性疼痛，胸悶消失，咳嗽遞減，吐痰減少，手腳麻木仍有，膝下發涼，聲音嘶啞減輕，感覺乏力，繼用上方 20 服，A1 逐瘀膏 30 張，A4 逐瘀膏 30 張。

1990 年 12 月 22 日複診，服上藥及貼膏藥後，肝區時有疼痛，休息不好或陰雨天疼痛明顯，胸悶氣喘消失，輕微咳嗽，聲音恢復，精神振作，超音波及 CT 檢查示：肺部病灶消失，肝區腫塊縮小。

【方藥】

(1) A1 逐瘀膏 75 張。

(2) 中藥：當歸 15 克、赤芍 15 克、莪朮 15 克、白花蛇舌草 30 克、半枝蓮 40 克、丹參 30 克、川楝子 15 克、蜈蚣 5 條、穿山甲 15 克、製鱉甲 30 克、土茯苓 30 克、梔子 15 克、丹皮 15 克、重樓 20 克、青皮 9 克，40 服。

1991 年 9 月 9 日，經李某推薦的患者吳某來我院就診時講，李某現已上班，一切正常。

崔扣獅老中醫肝癌治療經驗

2000 年 3 月 16 日，經李某推薦的患者來診講，李某現在身體健康，形同常人。

● 病例 20

夏某，男，33 歲，四川雅安市人，初診日期：1989 年 10 月 14 日。

【主訴】肝癌。

【現病史】1989 年 4 月，患者出現右腹疼痛，並觸及右腹部有一包塊，遂到華西醫科大學附屬第一醫院超音波檢查，確診：肝癌。1989 年 8 月 22 日，施行肝動脈結紮術，術後行化療一次，同時干擾素治療，治療後肝區脹痛，腰不能直，當地中藥治療也未見效，病情逐漸加重，聞知我院前來就診。

【主症】肝區脹痛，飲食不佳，精神不振，大便每日一次，小便尚可，疲乏無力，雙下肢無浮腫，體溫不高，身體消瘦，面色灰白無華，舌紅，苔薄白，脈弦滑稍數。

【既往史】既往體健，否認高血壓、糖尿病史，否認肝炎、結核傳染病史，否認食物、藥物過敏史。

【個人史】生於原籍，無外地長期生活及居住史。否認工業毒物、粉塵、放射性物質接觸史。

【家族史】否認腫瘤家族遺傳史。

【檢查】患者精神不振，神志清，體質差，五官端正，面色無華，營養差，肌膚及雙鞏膜未及黃染，舌質紅，苔薄白，脈弦滑稍數。

【辨證施治】

(1) 辨證依據：肝區脹痛，飲食不佳，精神不振，大便每日一次，小便尚可，疲乏無力，雙下肢無浮腫，體溫

不高，身體消瘦，面色灰白無華，舌紅，苔薄白，脈弦滑稍數。

(2) 病因病機分析：證屬肝鬱氣滯，氣滯血瘀，血不養肝，肝脈阻滯，導致肝區疼痛；肝氣鬱結，肝木侮土，導致脾胃不和，運化失司，出現飲食不佳、疲乏無力等症。

(3) 治療法則：疏肝解鬱，活血化瘀，健脾和胃，以毒攻毒。

【診斷】肝積。

【方藥】

(1) 逐瘀膏 45 張、貼：中脘、右期門、右肝俞，48 小時換 1 次。

(2) 中藥：當歸 15 克、赤芍 15 克、太子參 15 克、黃耆 20 克、莪朮 15 克、丹參 30 克、穿山甲 15 克、砂仁 10 克、白朮 15 克、茯苓 15 克、茵陳 20 克、川楝子 15 克、醋柴胡 15 克、生地 30 克、梔子 15 克，40 服，水煎服，每日一服，早晚飯後半小時服用。

1989 年 11 月 27 日複診，服上藥及貼膏藥後，精神明顯好轉，肝區疼痛消失，飲食恢復正常，每日進行少量運動，貼膏藥處有抽痛感，繼用上方去柴胡，加金銀花 20 克，20 服，逐瘀膏 36 張。

1989 年 12 月 25 日複診，服上藥及貼膏藥後，精神振作，飲食增加，當地醫院做超音波檢查示：病灶明顯縮小，繼用上方 20 服，逐瘀膏 45 張。

1990 年元月 17 日複診，服上藥及貼膏藥後，患者肝區疼痛消失，飲食正常，精神越來越好，繼用上方 30

服，逐瘀膏 60 張。

患者一直間斷性用藥至 1994 年 8 月。1995 年 3 月 13 日，患者複診，精神振作，面色紅潤光澤，飲食正常，二便正常，活動自如，舌質淡紅，苔薄白，脈緩和，患者要求再用藥一療程。

2000 年 10 月 14 日，由夏某推薦來的患者來我院就診時講，夏某已正常上班，身體健康，無任何不適感。

● **病例 21**

徐某，男，57 歲，江蘇省響水縣人，初診日期：1990 年 5 月 21 日。

【**主訴**】肝癌。

【**現病史**】1990 年 4 月，患者感覺肝區疼痛，到本縣醫院做超音波檢查提示：肝癌。1990 年 5 月 8 日，到鹽城市第一人民醫院做超音波提示：肝占位性病變，不接收治療，後經多方諮詢而來我院就診。

【**主症**】肝區疼痛，納差，食入則腹脹加重，四肢無力，胃脘部感到不適，頭昏，精神一般，身體消瘦，大便少，小便發黃，體溫不高，雙下肢未及浮腫。

【**既往史**】既往體健，否認高血壓、糖尿病史，否認肝炎、結核傳染病史，否認食物、藥物過敏史。

【**個人史**】生於原籍，無外地長期生活及居住史。否認工業毒物、粉塵、放射性物質接觸史。

【**家族史**】否認腫瘤家族遺傳史。

【**檢查**】患者精神不振，神志清，身體消瘦，五官端正，面色萎黃無華，營養差，肌膚及雙鞏膜未及黃染，舌質淡紅，苔白稍厚，脈弦滑。

【辨證施治】

(1) 辨證依據：肝區疼痛，納差，食入則腹脹加重，四肢無力，胃脘部感到不適，頭昏，精神一般，身體消瘦，大便少，小便發黃，體溫不高，雙下肢未及浮腫。

(2) 病因病機分析：證屬肝鬱氣滯，氣滯血瘀，出現肝區疼痛；肝氣鬱結，橫犯脾胃，而致胃脘不適，納差，食入則腹脹；肝藏血，腎藏精，精血互生，而腎精不足，肝失濡養，導致肝陽上亢，出現頭昏等症。

(3) 治療法則：疏肝理氣，平肝潛陽，健脾和胃，活血化瘀，以毒攻毒。

【診斷】肝積。

【方藥】(1) 逐瘀膏 45 張、貼：中脘、右期門、右肝俞，48 小時換 1 次。

(2) 中藥：當歸 15 克、赤芍 15 克、白花蛇舌草 30 克、半枝蓮 30 克、丹參 30 克、川楝子 15 克、莪朮 15 克、茯苓 15 克、穿山甲 15 克、香附 15 克、生地 20 克、土茯苓 30 克、砂仁 30 克、蜈蚣 5 條、生白朮 15 克，40 服，水煎服，每日一服，早晚飯後半小時服用。

1990 年 7 月 16 日複診，服上藥及貼膏藥後，肝區有時疼痛，但疼痛較前減輕，晚飯後腹脹半個小時即消失，現在摸不到肝區腫塊，飲食增加，頭昏較前減輕，精神好轉。1990 年 7 月 11 日當地醫院超音波檢查，與 1990 年 5 月 8 日超音波對比，腫塊明顯縮小，繼用上方去砂仁，加白芍 20 克，40 服，逐瘀膏 75 張。

1993 年 10 月 21 日，患者兒子帶來一患者孫某就診時講，其父親服用我院藥物兩個療程後到當地醫院檢查，肝

區沒有發現異常，以後再也不吃藥，也不做檢查，現在在家做農活已兩年多，沒有感到任何不適。

1996 年 4 月 24 日複診，患者家屬講：徐某經我院治療後，病灶已完全消失。但 1995 年 12 月，因家務事生氣後，患者自覺乏力，納差，並腹瀉，當時未做檢查，也未用藥，病情逐漸加重，於 1996 年 4 月 17 日到響水縣中醫院超音波檢查提示：肝癌，胸片檢查見：雙肺轉移性腫瘤。查後，在當地服了一些中藥，效果不明顯，響水縣中醫院院長建議再到我院治療，患者家屬於今日來我院取藥。主症：腹痛腹脹，胸背疼痛，輕微咳嗽，納差，噯氣，餘情來人代述不清。

【方藥】

(1) A1 逐瘀膏 45 張、貼：中脘、右期門、右肝俞；A4 逐瘀膏 48 張、貼：雙乳中、雙膏肓，48 小時換 1 次。

(2) 中藥：當歸 15 克、赤芍 15 克、莪朮 15 克、生地 20 克、魚腥草 30 克、重樓 20 克、川貝母 15 克、浙貝母 15 克、蜈蚣 6 條、白花蛇 1 條、土茯苓 30 克、穿山甲 20 克、製乳香 9 克、砂仁 10 克、枳殼 12 克、白花蛇舌草 30 克、半枝蓮 30 克、丹參 30 克、香附 15 克，20 服。

以後患者再未取藥，我院也一直未能與患者及家屬取得聯繫。

● 病例 22

方某，男，40 歲，浙江瑞安市人，初診日期：1996年元月 20 日。

【主訴】肝癌。

【現病史】1995 年 12 月初，患者無誘因感覺腰部疼

痛，到瑞安市中醫院做超音波檢查，確診：肝內占位性病變，進一步 CT 檢查：肝癌，血管瘤待排。1995 年 12 月 20 日到溫州醫學院附屬第二醫院做核磁共振檢查示：右肝後葉巨塊型肝癌，肝內多發小血管瘤。檢查後，服用我院患者姚某帶回去的中成藥，用藥後疼痛基本消失，精神也大有好轉，遂來我院就診。

【**主症**】肝區時有疼痛，飲食一般，精神尚可，二便來人代述不清，體溫不高，活動尚可，雙下肢無浮腫。

【**既往史**】既往體健，否認高血壓、糖尿病史，否認肝炎、結核傳染病史，否認食物、藥物過敏史。

【**個人史**】生於原籍，無外地長期生活及居住史。否認工業毒物、粉塵、放射性物質接觸史。

【**家族史**】否認腫瘤家族遺傳史。

【**辨證施治**】

(1) 辨證依據：肝區時有疼痛，飲食一般，精神尚可，二便來人代述不清，體溫不高，活動尚可，雙下肢無浮腫。

(2) 病因病機分析：證屬肝氣鬱結，氣滯血瘀，肝鬱日久，不得疏洩，形成癥瘕。

(3) 治療法則：疏肝理氣，活血化瘀，行氣止痛，以毒攻毒。

【**診斷**】肝積。

【**方藥**】(1) 逐瘀膏 45 張、貼：中脘、右期門、右肝俞，48 小時換 1 次。

(2) 中藥：當歸 15 克、赤芍 15 克、莪朮 15 克、白花蛇舌草 30 克、半枝蓮 30 克、丹參 30 克、川楝子 15 克、

蜈蚣 6 條、穿山甲 20 克、製鱉甲 30 克、香附 15 克、生地 20 克、砂仁 10 克、青皮 9 克、虎杖 20 克、黃耆 20 克，45 服，水煎服，每日一服，早晚飯後半小時服用。

(3) 歸耆二甲丸 135 袋。

1996 年 3 月 13 日複診，服上藥及貼膏藥後，飲食增加，每天進食 500 多克，精神振作，面色紅潤，二便正常，外觀不像病人，繼用上藥 45 服，逐瘀膏 75 張。

1996 年 7 月 30 日複診，服上藥及貼膏藥後，患者病情平穩，無不適感，逐瘀膏 75 張，歸耆二甲丸 135 袋。

1998 年 9 月 14 日複診，患者因近期連續感冒，導致體溫高，持續不退，到當地服用我院藥物的患者那裏取了 3 服藥，服用後，體溫降至正常。

【方藥】

(1) 逐瘀膏 75 張。

(2) 中藥：當歸 15 克、赤芍 15 克、莪朮 15 克、白花蛇舌草 30 克、半枝蓮 30 克、丹參 30 克、川楝子 15 克、蜈蚣 6 條、穿山甲 30 克、製鱉甲 30 克、香附 15 克、生地 20 克、砂仁 10 克、青皮 9 克、虎杖 20 克、黃耆 20 克、川烏 9 克（先煎）、草烏 9 克（先煎）、梔子 15 克，45 服。

1999 年 8 月 9 日，患者電話講述：病情平穩，無不適感，當地醫院超音波及 CT 複查：腫塊縮小，要求繼續用藥，繼用上藥 45 服，歸耆二甲丸 135 袋，逐瘀膏 75 張。

2000 年元月 14 日，患者取藥一療程，以後再未用藥，我院多次回訪，患者身體健康，一切正常。

病例 23

韓某，男，21 歲，內蒙古滿洲里市人，初診日期：1989 年 10 月 13 日。

【主訴】肝癌。

【現病史】1989 年 9 月，患者無誘因感覺右脅及後背疼痛，遂到滿洲里市醫院做超音波檢查提示：肝癌；又到齊齊哈爾鐵路中心醫院做超音波檢查提示：肝癌；進一步到陸軍 203 醫院做 CT 檢查，確診：肝癌；後又到北京醫科大學腫瘤研究所行同位素肝掃瞄、超音波、肝穿檢查，確診：肝癌。

聞知我院，前來就診。

【主症】肝區疼痛，飲食尚可，飯後上腹部無憋脹，時有嘔吐，受涼也嘔吐，不能吃肉食，食肉則吐，背痛，雙腳冰冷，大便尚可，小便量中等，色黃，乏力感不明顯，體溫不高。

【既往史】既往體健，否認高血壓、糖尿病史，否認肝炎、結核傳染病史，否認食物、藥物過敏史。

【個人史】生於原籍，無外地長期生活及居住史。否認工業毒物、粉塵、放射性物質接觸史。

【家族史】否認腫瘤家族遺傳史。

【檢查】患者精神尚可，身體狀況一般，五官端正，面色無華，病容，舌紅，苔薄白，頸軟不強，淺表淋巴未及腫大，兩胸對稱，心肺未見異常，肝在 5~6 肋間，右肋下 4cm 可觸及，脾臟未及，下腹部柔軟平坦，未及移動性濁音，雙腳冰冷，雙下肢未及浮腫，四肢活動一般，脈弦滑。

【辨證施治】

(1) 辨證依據：肝區疼痛，飲食尚可，飯後上腹部無憋脹，時有嘔吐，受涼也嘔吐，不能吃肉食，食肉則吐，背痛，雙腳冰冷，大便尚可，小便量中等，色黃，乏力感不明顯，體溫不高。

(2) 病因病機分析：證屬肝氣鬱結，木失條達，疏洩失常，致脾胃升降功能失常，水穀的受納、運輸等功能發生障礙，因而出現嘔吐等症。

(3) 治療法則：疏肝理氣，活血化瘀，健脾和胃，以毒攻毒。

【診斷】肝積。

【方藥】(1) 逐瘀膏 75 張、貼：中脘、右期門、右肝俞，48 小時換 1 次。

(2) 中藥：當歸 15 克、赤芍 15 克、丹參 30 克、川楝子 15 克、穿山甲 15 克、莪朮 15 克、茯苓 15 克、白花蛇舌草 30 克、半枝蓮 40 克、重樓 12 克、桃仁 10 克、土茯苓 40 克、蜈蚣 5 條、板藍根 15 克、炒大黃 40 克、砂仁 15 克、香附 15 克，40 服，水煎服，每日一服，早晚飯後半小時服用。

1989 年 11 月 30 日複診，患者服上藥及貼膏藥後，肝區時有疼痛，飲食一般，精神尚可，大便稀，6 次／日，小便量不多，濃茶色，餘無異感，當地醫院超音波檢查示：病灶大小約 6.9cm×10.4cm。繼用上方去重樓，加製鱉甲 20 克，40 服，逐瘀膏 75 張。

1990 年元月 16 日複診，服上藥及貼膏藥後，肝區時有隱痛，飲食尚可，精神振作，大便正常，小便色稍黃，

自己感覺身體很舒服，餘無異感，繼用上方 40 服，逐瘀膏 90 張。

1990 年 4 月 21 日複診，服上方及貼膏藥後，肝區疼痛消失，飲食增加，身體好轉，精神振作，二便正常，當地醫院超音波檢查示：病灶基本消失，繼用上方 40 服，逐瘀膏 60 張，鞏固療效。

1990 年 6 月 15 日複診，服上藥及貼膏藥後，4 月下旬因腰、腹痛而住當地醫院治療，檢查未發現異常，出院繼續服用我院藥物後疼痛緩解，今來診檢查：精神尚可，身體較前有所下降，營養尚可，神志清，五官端正，舌紅，苔薄白，脈緩和。兩胸對稱，心肺未見異常，肝在 5～6 肋間，右肋下未及，脾臟未及，下腹部柔軟平坦，未及移動性濁音，雙下肢未及浮腫，四肢活動一般，繼用上方去桃仁、砂仁，加白芍 20 克、蒲公英 60 克，40 服，逐瘀膏 75 張。

1991 年 7 月 27 日複診，患者服上藥及貼膏藥後，一切恢復正常，同正常人一樣，無任何不適感，繼續服用中藥一療程，逐瘀膏 75 張，鞏固療效，以後再未用藥。我院多次回訪，韓某身體健康，並多次推薦患者來我院就診。

● 病例 24

邱某，女，61 歲，吉林省長春市人，初診日期：1997 年 8 月 13 日。

【主訴】肝癌。

【現病史】1996 年 7 月發現雙下肢浮腫，肚腹脹大，胸悶，遂去本市中心醫院做超音波檢查，確診：肝硬化，

門脈高壓，胸、腹水，脾腫大。住院治療一個多月後，胸水消失，浮腫消失，出院回家一段時間後，病情復發。於1996年9月26日到河北省石家莊市中醫肝病醫院治療，服藥至1997年5月，病情不見好轉，做超音波檢查確診：肝硬化癌變。檢查後一直在該院治療，病情未見好轉，後見1989年《半月談》關於我院的報導而來就診。

【主症】肝區疼痛，上腹部可觸及兩個腫塊，納差，身體消瘦，體溫不高，無腹水，雙下肢無浮腫，二便尚可，疲乏無力。

【既往史】肝炎病史多年，否認高血壓、糖尿病史，否認結核傳染病史，否認食物、藥物過敏史。

【個人史】生於原籍，無外地長期生活及居住史。否認工業毒物、粉塵、放射性物質接觸史。

【家族史】患者母親、大哥、妹妹均患肝癌去世。

【辨證施治】

(1) 辨證依據：肝區疼痛，上腹部可觸及兩個腫塊，納差，身體消瘦，體溫不高，無腹水，雙下肢無浮腫，二便尚可，疲乏無力。

(2) 病因病機分析：患者有多年肝炎病史，致使肝臟功能嚴重受損，機體抵抗力下降，正虛邪實，久則肝氣鬱結，氣滯血瘀，素蓄濕熱在內，脾失健運，濕瘀互結，積瘀肝臟而成腫塊。

(3) 治療法則：扶正祛邪，疏肝理氣，活血祛瘀，以毒攻毒。

【診斷】肝積。

【方藥】(1) 逐瘀膏60張、貼：中脘、神闕、右期

門、右肝俞，48小時換1次。

(2) 中藥：當歸15克、赤芍15克、莪朮15克、白花蛇舌草30克、半枝蓮30克、丹參30克、川楝子12克、香附15克、蜈蚣6條、穿山甲30克、製鱉甲30克、重樓20克、豬苓30克、黨參12克、黃耆20克、虎杖15克、梔子12克，25服，水煎服，每日一服，早晚飯後半小時服用。

1997年9月9日複診，服上藥及貼膏藥後，疼痛緩解，飲食有所增加，精神好轉，乏力感減輕，二便尚可，繼用上方20服，逐瘀膏40張。

1997年11月15日複診，服上藥及貼膏藥後，原來檢查發現的4個腫塊，現在只剩下一個，原最大的腫塊大小約5.5cm×6.6cm，現在腫塊大小約2.0cm×2.9cm，自己感覺很好，未有明顯的不適感。中藥改為歸耆二甲丸60袋，逐瘀膏44張。

1997年12月15日複診，服上藥及貼膏藥後，飲食增加，原活動需人攙扶，現自己可以適當活動，包塊有所縮小，精神振作，二便正常，繼用歸耆二甲丸60袋，逐瘀膏44張。

1998年元月9日複診，來人代述：服上藥及貼膏藥後，病情遞減，無明顯不適感，繼用歸耆二甲丸120袋，逐瘀膏88張。

1998年3月5日複診，當地醫院行CT複查：肝臟腫塊約1.5cm×2.0cm，少量腹水，肚腹有點兒脹，繼用歸耆二甲丸45袋，逐瘀膏32張。

1999年6月17日來診，患者一切活動同常人一樣，

身體健康，無任何不適感，繼用歸耆二甲丸 45 袋，逐瘀膏 32 張，以後再未用藥。我院多次回訪，邱某身體健康，同正常人一樣生活、勞動。

● 病例 25

葉某，男，60 歲，河南省周口市人，初診時間：2011 年 4 月 17 日。

【主訴】肝硬化、肝癌、脾大。

【現病史】2010 年 9 月，患者無誘因出現乏力，當時未在意，家屬發現患者面部顏色越來越差。2011 年 4 月 7 日到周口市中心醫院行彩超檢查示：肝內病變，性質待定。2011 年 4 月 8 日到漯河市中心醫院做 CT 檢查示：肝左外葉上段及肝右前葉上段多發占位性病變，肝硬化，脾大，膽囊繼發改變，肝內有小鈣化灶，AFP：207.4。查後，經當地患者推薦，於 2011 年 4 月 17 日就診於我院，要求住院治療。

【主症】肝區無痛無脹，飲食未減，體質消瘦不明顯，面部顏色差，二便尚可，體溫不高，腿易抽筋，時有鼻衄，乏力不明顯。

【既往史】肝炎病史多年，2005 年闌尾炎手術，否認高血壓、糖尿病史，否認結核傳染病史，否認食物、藥物過敏史。

【個人史】生於原籍，無外地長期生活及居住史。否認工業毒物、粉塵、放射性物質接觸史。

【家族史】否認腫瘤家族史。

【檢查】患者精神不振，神志清，身體消瘦不明顯，五官端正，面色晦暗無華，營養一般，肌膚及雙鞏膜未及

黃染，舌質紅，苔薄白，脈緊滑。

【辨證施治】

(1) 辨證依據：肝區無痛無脹，飲食未減，身體消瘦不明顯，面部顏色差，二便尚可，體溫不高，腿易抽筋，時有鼻衄，乏力不明顯。

(2) 病因病機分析：患者 B 肝多年，肝臟功能受損，加之性格暴躁，易怒，久則導致肝氣鬱結，氣滯血瘀，瘀毒內阻而成腫塊；肝血不足，不能濡養於筋，出現腿抽筋；肝的功能異常，影響脾的正常生理功能，脾主統血，脾的運化功能減退，則氣血生化無源，氣血虛虧，氣的固攝功能減退，因而出現鼻衄。

(3) 治療法則：疏肝解鬱、健脾，活血祛瘀，以毒攻毒，軟堅散結。

【診斷】肝積。

【方藥】(1) 逐瘀膏 3 張、貼：中脘、右期門、右肝俞，48 小時換 1 次。

(2) 中藥：當歸 15 克、赤芍 15 克、莪朮 15 克、川楝子 15 克、丹參 30 克、白花蛇舌草 30 克、半邊蓮 30 條、土茯苓 30 克、蜈蚣 10 條、穿山甲 15 克、砂仁 15 克、茯苓 15 克、白朮 15 克、梔子 15 克、虎杖 15 克、八月札 30 克、附子 9 克、太子參 15 克、生黃耆 20 克，2 服，水煎服，每日一服，早晚飯後半小時服用。

2011 年 4 月 19 日查房，患者述：因在外面吃飯後導致腹瀉，5~6 次／日，小便稍黃，餘無不適，舌質紅，苔薄白，脈緊滑。繼守上方 2 服，逐瘀膏 3 張。

2011 年 4 月 21 日查房，患者述：服上藥及貼膏藥

後，無明顯不適感，飲食較好，二便正常，舌質紅，苔薄白，脈緊滑，繼守上方2服，逐瘀膏3張。

患者堅持住院近兩個月後，於2011年5月24日CT複查：病情穩定，要求帶藥回家服用。

2011年7月27日複診，患者述：服藥後，於2011年7月16日在當地醫院CT複查示：肝內占位與2011年5月24日CT片對比，病灶明顯縮小，AFP：244。患者精神振作，飲食正常，二便正常，未有任何不適感，改用歸耆二甲丸50袋，逐瘀膏75張。

2011年9月18日複診，患者述：服藥後，於2011年9月13日在當地醫院CT複查示：肝右葉稍高密度影，考慮肝硬化結節影，肝硬化，脾大，繼用上藥治療。

2012年3月6日複診，患者述：服藥後，在當地醫院CT複查示：肝硬化、脾大，肝右葉點狀鈣化灶；AFP：48.3。患者自己感覺一切都好，能吃能睡，精神振作，面色紅潤，舌質淡紅，苔薄白，脈緩滑，繼用上藥一療程。

2013年8月30日，葉某推薦當地患者來我院就診時講，葉某現已痊癒，同常人一樣，精神飽滿，一切正常。

● **病例26**

李某，男，51歲，內蒙古赤峰市元寶山農行幹部，初診日期：1989年7月12日。

【主訴】肝癌。

【現病史】患者1978年查出肝炎，1986年6月患肝囊腫。1988年10月，患者感到背部疼痛，左上腹不適。12月，感到症狀加劇，遂到平莊礦務局醫院做超音波檢

查示：肝囊腫，膽囊炎，肝實質占位性病變。1989 年元月 4 日到赤峰市傳染病醫院再次做超音波檢查示：肝硬化，肝占位性病變，給予保肝支持療法治療。元月 17 日到北京香山醫院住院，服中藥治療，效果不明顯。1989 年 7 月 12 日就診於我院。

【主症】肝區疼痛，背部酸困疼痛，左上腹發麻，飲食尚可，身體狀況一般，體溫不高，疲乏無力。

【既往史】肝炎病史，否認高血壓、糖尿病史，否認結核傳染病史，否認食物、藥物過敏史。

【個人史】生於原籍，無外地長期生活及居住史。否認工業毒物、粉塵、放射性物質接觸史。

【家族史】否認腫瘤家族遺傳史。

【檢查】

(1) 望診：舌質淡紅，苔白稍厚。

患者精神一般，神志清，身體消瘦不明顯，五官端正，面色病容，營養一般，頭顱無畸形，雙眼等大等圓，對光反射存在，鞏膜無黃染、鼻正中，口唇無發紺，眼、耳、鼻內無異常分泌物排出，喉居中，兩胸對稱，肌膚無黃染、無瘀斑及出血點，下肢無浮腫。

(2) 聞診：患者言清語利，回答切題，無咳嗽，無氣喘，心音清，律整，未及明顯雜音，兩肺呼吸音清，未及乾濕性囉音，腸鳴音存在。

(3) 切診：脈沉弦滑。

患者面部無浮腫，頸軟不強，頸鎖淋巴未及腫大，頸靜脈無怒張，兩胸對稱，心界不大，兩肺叩診清音，肝在 5~6 肋間，右肋下未及，劍下 4 橫指可觸及，質硬而不

堅，壓痛明顯，脾臟未及，上腹部移動性濁音不明顯，下腹柔軟，未及明顯包塊及移動性濁音，四肢活動自如，活動體位，雙下肢無浮腫。

【辨證施治】

(1) 辨證依據：肝區疼痛，背部酸困疼痛，左上腹發麻，飲食尚可，身體狀況一般，體溫不高，疲乏無力。

(2) 病因病機分析：患者有肝炎病史，肝功能受損，邪毒瘀滯肝內日久成積，肝氣鬱結，氣滯血瘀，瘀久不通則疼痛，久病多虛而見疲乏無力。

(3) 治療法則：扶正祛邪，活血化瘀，軟堅散結，佐以舒肝和胃等治則。

【方藥】(1) 逐瘀膏 100 張、貼：中脘、右期門、神闕、右肝俞，48 小時換 1 次。

(2) 中藥：當歸 15 克、赤芍 20 克、丹參 30 克、蜈蚣 5 條、穿山甲 15 克、川楝子 15 克、香附 15 克、鬱金 10 克、製鱉甲 20 克、水蛭粉 10 克、三七 10 克、半枝蓮 30 克、白花蛇舌草 40 克、土茯苓 30 克、柴胡 12 克、砂仁 15 克、白朮 20 克、栀子 15 克、川烏 9 克（先煎），20 服。

1989 年 8 月 2 日複診，服上藥及貼膏藥後，疼痛有所減輕，效不更方，繼用上方 20 服。

1989 年 8 月 31 日複診，患者在當地醫院複查，病灶未見大的變化，患者自己感覺較好，中藥調整如下：當歸 15 克、赤芍 20 克、丹參 30 克、蜈蚣 5 條、穿山甲 15 克、川楝子 15 克、製鱉甲 30 克、半枝蓮 40 克、白花蛇舌草 40 克、土茯苓 30 克、柴胡 12 克、砂仁 15 克、白朮

20 克、梔子 15 克、莪朮 20 克，40 服，逐瘀膏 100 張。

1989 年 10 月 30 日複診，服上藥及貼膏藥後，患者感覺很好，無不適感，中藥調整如下：當歸 15 克、赤芍 15 克、莪朮 15 克、生地 20 克、穿山甲 15 克、白花蛇舌草 30 克、半枝蓮 30 克、砂仁 15 克、白朮 15 克、鱉甲 20 克、桃仁 10 克、茯苓 15 克、三棱 15 克、茵陳 20 克、內金 15 克，20 服，逐瘀膏 60 張。

1989 年 12 月 13 日複診，患者病情較穩定，沒有不適感，飲食尚可，二便無異，無痛無脹，繼用上藥一個療程。

1990 年 3 月 20 日複診，患者在當地醫院超音波複查示：病灶由原來的 9cm×9cm 縮小到 6.7cm×6.6cm，患者沒有不適感，並又開始上班工作。為鞏固療效，再帶一個療程的中藥及膏藥繼續服用，後再未用藥，並多次推薦當地患者來我院就診。

【按】患者有肝炎病史，邪毒瘀積肝內日久而成積，病久多虛，本虛標實，經扶正祛邪、活血化瘀及佐以舒肝和胃的方法治療，歷經半年多，患者病灶縮小，前面一直穩定不下，但患者自我症狀逐步緩解到消失。中藥治療，雖然病灶縮小較慢，但患者無痛苦，生存品質較高，並能如常人一樣生活及正常工作。

外貼膏藥，經皮膚滲透、經絡傳導，直達病所；內服中草藥，可扶正祛邪、活血化瘀、軟堅散結等。治療後，患者身體恢復，飲食如常，二便無異，雖然病灶沒有消失，但患者如常人一樣工作、生活，提高了患者的生存品質。

患者於 1998 年去世，經我院治療後存活 9 年餘。

● **病例 27**

莫某，男，40 歲，甘肅省西北鋁加工廠幹部，初診
日期：1989 年 11 月 10 日。

【主訴】巨塊型肝癌。

【現病史】患者於 1989 年 9 月中旬在一次勞動中，因
較長時間彎腰使肝區受壓而感到肝區疼痛。1989 年 9 月
17 日到本廠職工醫院就診，常規檢查發現白細胞值高，
行超音波檢查發現肝上有腫塊，確診：肝癌。1989 年 9
月 21 日到蘭州醫學院第一附屬醫院進一步行 CT 檢查
示：肝硬化，肝右葉巨塊型肝癌。查後，於 1989 年 11 月
10 日來我院就診。

【主症】肝區疼痛，上腹憋脹，食慾不振，疲乏無
力，精神不振，大便尚可，小便色黃，體溫不高，雙下肢
無浮腫。

根據患者所訴症狀及 CT 檢查結論分析：患者有 B 肝
病史，氣滯血瘀，氣機不暢，脾失健運而致肝區疼痛，上
腹憋脹、納差、乏力。

【治療法則】扶正祛邪，理氣消脹，活血化瘀，軟堅
散結，健脾利濕等。

【方藥】(1) 逐瘀膏 45 張、貼：中脘、右期門、右肝
俞，48 小時換 1 次；

(2) 中藥：當歸 15 克、黃耆 20 克、赤芍 20 克、白花
蛇舌草 30 克、半枝蓮 30 克、丹參 30 克、川楝子 20 克、
莪朮 15 克、蜈蚣 5 條、土茯苓 30 克、穿山甲 15 克、雞
內金 15 克、香附 15 克、砂仁 9 克、生地 30 克、茯苓 15

克、白朮 15 克、鱉甲 20 克，20 服。

方中當歸、黃耆可益氣補血；赤芍、莪朮、丹參可活血化瘀；白花蛇舌草、半枝蓮、土茯苓可清熱解毒；川楝子、香附可疏肝理氣，並有行氣止痛之功；蜈蚣可通經活絡、解毒散結；穿山甲可通經絡而達病所，破瘀消腫；雞內金可運脾消食；白朮可健脾燥濕，砂仁可溫中化濕，茯苓可健脾利水滲濕；鱉甲可軟堅散結；生地可養陰生津。

患者取藥回家後沒有服用，1989 年 11 月 15 日行化療，共做 3 次。1990 年元月 9 日在全麻下行剖腹探查術，術中見肝右葉腫塊大小約 13cm×15cm，結節狀，表面與網膜廣泛粘連，行不規則切除，肝動脈插管化療，肝右動脈結紮。出院休息一段時間才開始服用我院藥物。

1990 年 3 月 19 日複診，服中藥及貼膏藥後，疼痛減輕，腹脹減輕，精神好轉，效不更方，20 服，逐瘀膏 45 張。

1990 年 5 月 11 日複診，患者精神好轉，氣色好轉，身體有所恢復，減小補益藥的劑量，加強解毒的力度，膏藥不變，中藥調整如下：當歸 15 克、赤芍 20 克、白花蛇舌草 30 克、半枝蓮 30 克、丹參 30 克、川楝子 20 克、莪朮 15 克、蜈蚣 5 條、土茯苓 30 克、穿山甲 15 克、香附 15 克、砂仁 9 克、生地 30 克、茯苓 15 克、白朮 15 克、鱉甲 20 克、黃藥子 15 克，20 服。

1990 年 6 月 29 日複診，飲食尚可，精神好轉，面色好轉，在當地醫院行超音波複查示：病灶較前有所縮小。因飲食尚可，減弱健脾的藥物，加強解毒的藥物，中藥調整如下：當歸 15 克、赤芍 20 克、白花蛇舌草 30 克、半

枝蓮 30 克、丹參 30 克、川楝子 20 克、莪朮 15 克、蜈蚣 5 條、土茯苓 30 克、穿山甲 15 克、香附 15 克、生地 30 克、茯苓 15 克、白朮 15 克、鱉甲 20 克、黃藥子 15 克、蒲公英 50 克，20 服。

1990 年 9 月 14 日，患者親自來診，自己感覺較好，每天吃主食 250 克以上，飯後有時上腹脹，稍有乏力，大便 1 次／日，小便尚可，肝區疼痛消失。天氣變化時，手術傷口處有時疼痛。舌紅，苔薄白，脈緩。

【方藥】(1) 逐瘀膏 150 張。

(2) 中藥：當歸 15 克、赤芍 15 克、莪朮 15 克、沙參 15 克、太子參 15 克、黃耆 20 克、白花蛇舌草 30 克、半枝蓮 40 克、丹參 20 克、川楝子 15 克、砂仁 9 克、白朮 15 克、土茯苓 30 克、蜈蚣 5 條、麥冬 15 克、丹皮 15 克、茯苓 15 克，60 服。

1991 年 3 月 18 日複診，患者自己感覺較好，體力恢復，對外抵禦能力加強，加大軟堅散結的力度，中藥調整如下：當歸 15 克、赤芍 15 克、莪朮 15 克、沙參 15 克、太子參 15 克、黃耆 20 克、白花蛇舌草 30 克、半枝蓮 40 克、丹參 20 克、川楝子 15 克、砂仁 9 克、白朮 15 克、土茯苓 30 克、蜈蚣 5 條、麥冬 15 克、丹皮 15 克、穿山甲 15 克，20 服，逐瘀膏 45 張。

以後患者再未用藥，身體恢復如同常人，同正常人一樣生活、勞動。該患者是介入治療後行剖腹探查並化療，經此一系列的治療後，患者正氣虛損，對外抵禦能力下降，本虛標實。此類患者中醫治療相對費時，見效慢，既要攻，又要守，扶助正氣才能更好地祛邪毒。

【按】患者有肝炎病史，邪毒瘀積肝內日久而成積，肝氣鬱結，氣滯血瘀，氣機不暢，脾失健運而致肝區疼痛，上腹憋脹，納差，食慾不振，疲乏無力。探查術後並化療後，患者正氣虛損，本虛標實，經中醫外貼膏藥由經絡直達病所，內服中藥以扶正祛邪、理氣消脹、健脾利濕、活血化瘀、軟堅散結，治療後，患者症狀減輕到消失，病灶逐漸縮小，後穩定不變，而且患者無疼痛、無腹脹、無痛苦地如常人一樣生活。此例患者屬於治療後帶瘤生存，對身體及生活沒有任何影響。

● 病例 28

王某，女，40 歲，河北省故城縣中學職工，初診日期：1989 年 9 月 26 日。

【主訴】巨塊型肝癌。

【現病史】患者 1989 年 7 月感到上腹部憋脹，疲乏無力，厭食，遂到故城縣醫院超音波檢查提示：肝大。按肝炎治療一個月後，病情加重，再次超音波檢查提示：肝內實質性占位性病變。1989 年 9 月 10 日到石家莊市白求恩醫院 CT 檢查示：肝硬化，肝癌巨塊型。查後，多方打聽及查找資料，看到報刊上關於我院治療腫瘤的報導，於1989 年 9 月 26 日委託故城縣中醫院蘇大夫帶 CT 片來我院就診。

【主症】肝區隱隱作痛，夜間較甚，肝大右肋下6cm，質硬，食慾不振，每天進食 250～300 克，厭食，噁心，時有嘔吐，飯後上腹部憋脹，腰背部不適，體溫不高，二便正常，沒有黃疸，沒有腹水，可以少量活動。

結合蘇大夫講述的病情及觀 CT 片結果分析：患者有

肝炎病史，伴有肝硬化，肝臟功能受損嚴重，正常的生理功能低下，使邪毒入侵肝內，日久而成癥瘕。

【治療法則】健脾和胃，疏肝解鬱，軟堅散結，活血化瘀，理氣消脹等。

【方藥】(1) 逐瘀膏 28 張、貼：中脘、右期門、右肝俞，48 小時換 1 次。

(2) 中藥：丹參 30 克、當歸 15 克、赤芍 20 克、莪朮 20 克、穿山甲 15 克、白花蛇舌草 40 克、半枝蓮 40 克、鱉甲 30 克、柴胡 15 克、川楝子 15 克、藿香 10 克、生大黃 30 克、桃仁 15 克、土茯苓 40 克、板藍根 20 克、砂仁 15 克、蜈蚣 5 條，20 服。

方中當歸可補血活血；丹參、桃仁、赤芍、莪朮可活血化瘀；白花蛇舌草、半枝蓮、土茯苓、板藍根可清熱解毒；穿山甲、鱉甲可通經絡，軟堅散結；柴胡、川楝子可疏肝理氣，並有止痛之功效；藿香在此和中止嘔；砂仁可溫中化濕；生大黃可活血化瘀；蜈蚣可解毒散結，以毒攻毒，諸藥配合攻補兼施。

1989 年 10 月 10 日複診，患者貼上膏藥後，疼痛、腹脹均有減輕，飲食增加，精神好轉，口渴不欲飲，出虛汗；服中藥後噁心、嘔吐，大便排出腐肉物，呈黑紅色。

1989 年 10 月 8 日便出 4 塊硬結便，質硬，棕褐色，小便量不多，體溫不高，流鼻血兩次，量不多，月經量不多，色尚可，經期小腹有墜脹感。

【方藥】丹參 30 克、當歸 15 克、赤芍 20 克、莪朮 20 克、穿山甲 15 克、白花蛇舌草 40 克、半枝蓮 40 克、鱉甲 30 克、柴胡 15 克、川楝子 15 克、土茯苓 40 克、板

藍根 20 克、砂仁 15 克、蜈蚣 5 條、丹皮 12 克、黃耆 40 克、杞果 15 克，10 服，逐瘀膏 20 張。

1989 年 10 月 30 日複診，服上藥及貼膏藥後，噁心、嘔吐消失，大便不稀了，肌膚及鞏膜輕度黃染，有少量腹水，調整方藥如下：當歸 15 克、白花蛇舌草 30 克、半枝蓮 30 克、茵陳 30 克、丹參 30 克、川楝子 15 克、穿山甲 15 克、砂仁 15 克、白朮 15 克、大黃 30 克、太子參 15 克、黃耆 20 克、蜈蚣 5 條、重樓 12 克、茯苓 15 克、豬苓 20 克、車前子 15 克、香附 15 克、青皮 9 克，20 服。

肝臟的疏洩功能異常，膽汁不能正常地分泌與排泄，膽汁外溢而出現黃疸；肝氣鬱結，氣機不暢，導致脾失健運，津液的輸布代謝障礙，水濕、痰等病理產物內停而形成腹水。患者服上藥及貼膏藥後，不適症狀基本消失，自己感覺很好，未再用藥。

1990 年 11 月，蘇大夫帶另一位患者來我院就診時講，王某現已痊癒，狀況良好。

1991 年 7 月初信訪，蘇大夫講，王某 1991 年 5 月突然大量嘔血不止，送到當地醫院診為：肝硬化致門脈高壓，造成上消化道出血，搶救無效而死亡。該患者服用我院藥物治療後存活 20 個月。

【按】患者有肝炎、肝硬化病史，肝功能受損，邪毒入侵肝臟日久而成癥痕。久病本虛標實，經外貼膏藥及內服中藥健脾和胃、疏肝解鬱、軟堅散結、活血化瘀、理氣消脹等方法治療後，患者病情得以好轉，生存了 20 個月。為此提醒患者，查出肝炎、肝硬化時，不要以為症狀不明顯而掉以輕心，要及早治療，防患於未然。

● 病例 29

楊某，女，45 歲，黑龍江省綏化地區運輸公司職工，初診日期：1989 年 9 月 24 日。

【主訴】肝癌。

【現病史】患者於 1989 年 3 月行闌尾炎手術。1989年 9 月，患者自感右肋下疼痛。1989 年 9 月 16 日在當地醫院行超音波檢查提示：肝癌。1989 年 9 月 17 日到黑龍江省中醫醫院再次超音波檢查提示：肝癌。患者從報刊上看到我院治療腫瘤的報導而來就診。

【主症】兩脅下疼痛，劍突下疼痛，沒有食慾，飯量尚可，疲乏無力，二便尚可，體溫不高，經量多，有瘀塊，雙下肢無浮腫。

【檢查】精神尚可，身體未見消瘦，五官端正，面色病容，頸軟不強，兩胸對稱，心肺未見異常，肝臟在 5~6肋間，右肋下未及，劍突下未及，脾臟未及，肚腹柔軟平坦，脂肪較厚，未及明顯包塊及移動性濁音，表淺淋巴未及腫大，四肢活動自如，雙下肢無浮腫，肌膚及雙鞏膜未及黃染，舌質嫩，苔白稍厚，邊有齒印，脈沉弦滑。

【辨證施治】患者性格剛強，工作嚴謹，肝氣鬱結，氣滯血瘀，氣機不暢，脾失健運，有形之痰濕與無形之鬱火相凝日久而成積。

【治療法則】疏肝解鬱，健脾利濕，活血化瘀，軟堅散結等。

【方藥】(1) 逐瘀膏 4 張、貼：中脘、右期門、右肝俞、神闕，48 小時換 1 次。

(2) 中藥：當歸 15 克、赤芍 20 克、丹參 30 克、川楝

子 15 克、穿山甲 15 克、蜈蚣 5 條、鱉甲 30 克、柴胡 15 克、白花蛇舌草 30 克、半枝蓮 40 克、砂仁 15 克、香附 15 克、莪朮 20 克、青皮 10 克、白朮 15 克、板藍根 20 克、桃仁 15 克、土茯苓 40 克，2 服。

方中當歸可補血活血；赤芍、桃仁、莪朮、丹參可活血化瘀；半枝蓮、白花蛇舌草、土茯苓、板藍根可清熱解毒；香附、青皮、川楝子、柴胡可疏肝解鬱止痛；穿山甲、鱉甲可軟堅散結；蜈蚣可解毒散結、通絡止痛；砂仁、白朮可健脾、溫中、利濕，以護後天之本。

服上方及貼膏藥後，患者無異常感覺，服用 10 服後，方藥調整如下：當歸 15 克、赤芍 20 克、丹參 30 克、川楝子 15 克、穿山甲 15 克、蜈蚣 5 條、鱉甲 30 克、柴胡 15 克、白花蛇舌草 30 克、砂仁 15 克、莪朮 20 克、板藍根 20 克、桃仁 15 克、土茯苓 40 克、三棱 15 克，2 服。

服上藥 4 服後，患者月經量適中，色暗，有瘀塊，右脅肋有疼痛感，痛時全身都感不適，舌紅，苔薄白，脈沉細。

【方藥】當歸 15 克、赤芍 10 克、白芍 15 克、丹參 30 克、川楝子 15 克、穿山甲 15 克、蜈蚣 5 條、鱉甲 20 克、白花蛇舌草 30 克、白叩 10 克、莪朮 15 克、板藍根 15 克、黃耆 30 克、佛手 15 克、香附 15 克，2 服。

服上方及貼膏藥後，自感症狀有所減輕，連服 4 劑，期間吃清蒸甲魚及甜食後，厭油膩，不能聞油煙味，胸悶，心慌，舌紅，苔薄白，舌根部厚膩，脈沉弦。因飲食不當，食滯所致，應佐以消食導滯之藥，方藥調整如下：

當歸 15 克、赤芍 10 克、白芍 15 克、丹參 30 克、川楝子 15 克、穿山甲 15 克、蜈蚣 5 條、鱉甲 20 克、白花蛇舌草 30 克、白叩 10 克、莪朮 15 克、板藍根 15 克、黃耆 30 克、佛手 15 克、香附 15 克、焦山楂 20 克，2 服。

服上藥及貼膏藥後，飲食增加，飯後無不適感，效不更方，連服 6 劑，1989 年 10 月 21 日，患者感覺兩乳發脹，隨症加減方藥，上方去焦山楂，加柴胡 10 克，2 服。

服上藥及貼膏藥後，患者症狀減輕，感覺全身輕鬆，住院一療程後超音波複查，病灶明顯縮小，患者要求帶藥回家，給予 30 服藥回家繼續服用。

患者服用上藥後再未用藥，一年後，我院隨訪，得知楊某身體健康，一直在上班，並多次推薦當地患者來我院就診。

【按】該患者檢查出肝癌後，沒有選擇其他方法治療，直接服用我院中藥治療，治療時間短，見效快，患者也積極配合治療，因此取得了滿意的療效。

患者素性剛強，久則導致肝氣鬱結，氣滯血瘀，氣機不暢，脾失健運，痰濕與瘀毒相凝日久而成積。經過外貼膏藥滲透皮膚、經絡傳導直達病所，內服中藥疏肝解鬱、健脾利濕、活血化瘀、軟堅散結等方法治療後，患者疼痛逐漸消失，飲食尚可，體力逐漸恢復，病灶縮小。後鞏固治療後，病灶消失，精神如常，二便無異，並再次步入工作崗位，同常人一樣生活、工作。

● **病例 30**

于某，女，74 歲，山東省青島市燈具廠職工，初診日期：1989 年 9 月 25 日。

【主訴】肝癌。

【現病史】1985 年，患者無誘因便血，治療後好轉，當時未檢查。1988 年 12 月出現黑便，當時仍未檢查，也未治療。1989 年元月份出現乏力，3 月份症狀加重後到當地醫院行超音波檢查提示：肝癌。4 月 10 日到青島醫學院附屬醫院再次做超音波檢查提示：肝癌。專家會診後結論同上，查後服用偏方及保肝治療，病灶進行性增大，由原來的 3.3cm×3.7cm 增大至 10cm×12cm，又服用中藥治療效果不佳。

【主症】肝區疼痛，伴有脹感，五心煩熱，納差，飯後上腹部飽脹，喜冷惡熱，大便 1 次／日，小便尚可，量中等，疲乏無力，身體消瘦不明顯，精神不振，煩躁易怒，口乾口苦，睡眠差。

患者年齡較大，本人沒來，家屬帶其病歷來診，根據所帶病歷及家屬所訴狀況分析：患者性格暴躁，煩躁易怒，肝氣鬱結，氣滯血瘀，瘀久而成積。

【治療法則】疏肝解鬱，活血化瘀，軟堅散結，扶正祛邪等。

【方藥】(1) 逐瘀膏 100 張、貼：中脘、雙期門、神闕，48 小時換 1 次。

(2) 中藥：生地 30 克、鱉甲 30 克、柴胡 15 克、麥冬 20 克、太子參 15 克、黃耆 20 克、赤芍 20 克、當歸 15 克、白花蛇舌草 30 克、半枝蓮 40 克、蜈蚣 5 條、梔子 15 克、穿山甲 15 克、莪朮 15 克、丹皮 15 克、大黃 6 克，40 服。

方中生地、麥冬可養陰生津、滋陰潛陽，用於五心煩

熱者；柴胡可疏肝解鬱；穿山甲、鱉甲可軟堅散結；太子參、黃耆可補氣、扶助正氣；當歸可補血、補氣，正氣得以復；赤芍、莪朮可活血化瘀、通絡止痛，並以毒攻毒；丹皮可清熱涼血、活血散瘀；梔子可清熱除煩、涼血解毒；加少量的大黃可清熱瀉火。

1989 年 10 月 30 日複診，服上藥及貼膏藥後，症狀有所好轉，肚腹漸軟，口乾舌燥，下肢有些腫，隨症加減如下：生地 30 克、鱉甲 30 克、麥冬 20 克、太子參 15 克、黃耆 20 克、赤芍 20 克、當歸 15 克、白花蛇舌草 30 克、半枝蓮 40 克、蜈蚣 5 條、穿山甲 15 克、莪朮 15 克、丹皮 15 克、大黃 6 克、茯苓 30 克、車前子 30 克，20 服。逐瘀膏 60 張。

1989 年 12 月 9 日複診，用上藥後，飲食增加，腹脹減輕，左臂及手足心發燒，大便時乾燥，小便尚可，眼乾，此症屬久病肝腎陰虛的表現，繼用上方去車前子，加枸杞子 15 克，20 服，逐瘀膏 60 張。

1989 年 12 月 30 日複診，服上藥後，患者在當地醫院超音波複查示：病灶由原來的 10cm×12cm 縮小到 7.4cm×10.5cm，患者自己感覺也較好。方藥調整如下：當歸 15 克、生地 30 克、鱉甲 30 克、麥冬 15 克、太子參 15 克、黃耆 20 克、赤芍 20 克、白花蛇舌草 30 克、半枝蓮 40 克、蜈蚣 5 條、穿山甲 15 克、莪朮 15 克、茯苓 20 克、香附 15 克、青皮 10 克、黃藥子 15 克、砂仁 15 克，30 服，逐瘀膏 80 張。

1990 年 2 月 24 日複診，服上方及貼膏藥治療兩個療程後，可以自己料理生活，並可以做些家務及農活，飲食

尚可，上腹稍有憋脹，劍突下稍有點兒硬，雙肩發熱，右肩胛時有疼痛，餘無不適，繼用上方40服，逐瘀膏100張。

1990年5月17日複診，服上藥後，飲食增加，腹部憋脹感減輕，雙肩熱退，右肩胛痛減輕，乏力，大便次數稍多。方藥調整如下：生地30克、鱉甲30克、麥冬20克、太子參15克、黃耆20克、赤芍20克、當歸15克、白花蛇舌草30克、半枝蓮40克、蜈蚣5條、穿山甲15克、莪朮15克、丹皮15克、大黃6克、茯苓20克、香附15克，40服，逐瘀膏100張。

服完上藥後，患者再未用藥，自己感覺較好。後來隨訪，患者講：在當地醫院複查，病灶未完全消失，但自己沒有任何不舒服的感覺，如常人一樣沒有任何痛苦而且高質量地生活著，這就是我們臨床上所說的帶瘤生存患者。

【按】我們運用中國醫學，由外貼內服，以活血化瘀、軟堅散結、疏肝解鬱、健脾利濕、滋陰潛陽的方法治療後，病灶逐漸軟化、縮小，腹脹逐漸減輕，五心煩熱症狀逐漸消失，飲食增加，所有不適症狀均消失，同正常人一樣可以料理家務，並可幹農活，這證明臟腑功能已恢復正常。氣血和，陰陽協調，雖然腫瘤最後沒有消失，但對身體沒有任何影響，患者可以同正常人一樣高品質生活。

● 病例31

蘇某，男，62歲，陝西省韓城市城關鎮薛曲村人，初診日期：1987年9月21日。

【主訴】肝癌。

【現病史】1987年4月患者感到上腹部有痛脹感，當

時未檢查及治療。病情逐漸加重後，於 1987 年 7 月 10 日就診於當地縣醫院，服用中藥治療不見好轉，疼痛加劇。1987 年 7 月 25 日到韓城市醫院行超音波檢查提示：肝癌。查後，入住韓城礦務局醫院治療 40 餘天後出院。病情未有好轉，隨後到西安醫科大學第二附屬醫院檢查提示：肝癌。查後，醫生說沒有治療的價值。患者在報刊上看到關於我院的報導後，抱著最後一線希望來我院就診。

【主症】肝區疼痛，上腹部可摸到一較大腫塊，質硬，肌膚、鞏膜黃染，飲食一般，二便尚可，身體明顯消瘦，體溫不高。

【檢查】

(1) 望診：舌紅，苔黃厚膩。患者精神一般，神志清，身體消瘦，五官端正，面色無華，營養欠佳，頭顱無畸形，髮花白，雙眼等大等圓，對光反射存在，鞏膜黃染，無瘀斑，無出血點，下肢無浮腫。

(2) 聞診：患者言語清，語音中，回答切題，無咳嗽，無氣喘，心音清，律整，未及明顯雜音，兩肺呼吸音清，未及乾濕性囉音，腸鳴音存在。

(3) 切診：脈弦滑。

患者面部無浮腫，頸軟不強，頸鎖淋巴未及腫大，兩胸對稱，心界不大，兩肺叩診清音，肝在 5~6 肋間，右肋下未及，劍突下捫及有一較大包塊，質地堅硬，壓痛不明顯，脾臟未及，小腹柔軟平坦，未及包塊及移動性濁音，兩側腹股溝淋巴未及腫大，表淺淋巴未及，四肢活動自如，雙下肢無浮腫。

(4) 專科檢查：1987 年 7 月 25 日韓城市醫院超音波檢

查提示：肝占位性病變。

【辨證施治】患者性格急躁，易怒，肝氣鬱結，氣滯血瘀，瘀久成積，又感受濕熱之邪，濕熱蘊結肝膽，疏洩失職，膽汁不循常道而外溢，則鞏膜、肌膚黃染。

【治療法則】清熱除濕退黃，健脾利濕，活血化瘀，軟堅散結等。

【方藥】(1) 逐瘀膏 30 張、貼：中脘、右期門、神闕，48 小時換 1 次。

(2) 中藥：當歸 15 克、赤芍 15 克、莪朮 15 克、丹參30 克、丹皮 15 克、茯苓 15 克、內金 20 克、穿山甲 10克、蜈蚣 4 條、鱉甲 20 克、茵陳 40 克、桃仁 6 克、大黃6 克、香附 15 克、青皮 10 克，5 服。

服上藥及貼膏藥後，腹部腫塊有所軟化，不像以前那樣堅硬，肌膚黃染逐漸消退，疲乏無力，餘無不適，效不更方，連服 25 劑後，腹部腫塊軟化並有所縮小，患者自感較好而停藥。1988 年 4 月 4 日到韓城市醫院超音波複查示：肝上病灶由原來 6.0cm×7.0cm 縮小到 3.5cm×4.0cm。患者自我感覺較好，摸不到腹部包塊，飲食尚可，精神較好，二便無異，身體恢復同常人，帶 10 劑藥鞏固治療，以後未再用藥。

1988 年 12 月隨訪，患者到韓城市醫院行超音波複查示：肝左葉稍大，未見占位灶，患者無不適感，體力恢復，飲食如常，二便無異，生活如常人。

【按】患者性格急躁、易怒，肝氣鬱結，氣滯血瘀，瘀久而成積，又感受濕熱之邪，濕熱蘊結肝膽，疏洩失職，膽汁不循常道而外溢，則鞏膜肌膚黃染。經外貼膏

藥、內服中草藥以清熱除濕退黃、健脾利濕、活血化瘀、軟堅散結等方法治療後,鞏膜、肌膚黃染逐漸消退,腹部腫塊逐漸縮小軟化到消失,飲食正常,身體恢復,二便無異,生活如常人,後多次回訪,蘇某身體健康無異,並多次推薦當地患者來我院就診。

外貼膏藥,由肌膚的滲透和經絡的傳導直達病所,可活血化瘀、軟堅散結,再配合中藥的調理,扶正祛邪,使「變質」、「壞」的細胞被殺死或得到恢復,步入「好」的細胞行列中,使機體平和、協調,陰陽氣血和諧,機體恢復健康。

● **病例 32**

陳某,男,58 歲,山西省榆次經緯廠幹部,初診日期:1987 年 4 月 24 日。

【**主訴**】肝癌。

【**現病史**】患者於 1987 年 2 月感到乏力,納差,右脅疼痛。1987 年 3 月 24 日到晉中地區第一人民醫院行超音波檢查提示:肝癌巨塊型。為進一步確診,到太原山大三院 CT 檢查示:多發性肝癌。又相繼到北京廣安門、總政幾個大醫院檢查,均確診為:巨塊型肝癌。因患者疼痛較劇烈,由家屬代其取藥。

【**主症**】肝區疼痛,痛而不能入睡,飲食尚可,大便尚可,小便正常,體溫不高。

根據診斷報告及家屬所訴情況用藥如下:

(1) 逐瘀膏 30 張、貼:中脘、右期門、神闕,48 小時換 1 次。

(2) 中藥:太子參 15 克、黃耆 20 克、丹參 30 克、當

歸 15 克、赤芍 15 克、莪朮 15 克、茯苓 15 克、八月札 15 克、白花蛇舌草 30 克、蜈蚣 3 條、川楝子 15 克、麥冬 15 克、香附 15 克、穿山甲 15 克、砂仁 9 克、桃仁 10 克、大黃 6 克，10 服。

1987 年 5 月 7 日複診，患者服上藥及貼膏藥後，右脅疼痛較劇，無食慾，飲食減少，大便稀，方藥調整如下：太子參 15 克、黃耆 20 克、丹參 30 克、當歸 15 克、赤芍 15 克、莪朮 15 克、茯苓 15 克、八月札 15 克、川楝子 15 克、麥冬 15 克、香附 15 克、穿山甲 15 克、砂仁 9 克、元胡 15 克、白朮 9 克。

1987 年 5 月 21 日複診，患者飲食增加，疼痛範圍縮小，方藥調整如下：太子參 15 克、黃耆 20 克、丹參 30 克、當歸 15 克、赤芍 15 克、莪朮 15 克、茯苓 15 克、川楝子 15 克、蜈蚣 3 條、麥冬 10 克、砂仁 9 克、神麴 20 克、白朮 10 克、香附 15 克、青皮 9 克，5 服，逐瘀膏 9 張。

1987 年 6 月 5 日複診，患者疼痛逐漸消失，精神好轉，稍有些乏力，大小便如常，效不更方，繼守上方 5 劑。

1987 年 6 月 23 日複診，患者在當地醫院超音波複查：肝上病灶由原來的 7.8cm×8.5cm×8.6cm 縮小到 5.0cm×5.2cm×6.3cm，繼用上藥 10 服，逐瘀膏 15 張。

1987 年 9 月 15 日，患者親自來就診，症見：停藥後，肝區又有疼痛，晚上休息不好，感到氣往上頂，有食慾，但進食後肚腹憋脹不適。檢查：舌紅，苔薄白而膩，患者精神一般，身體狀況尚可，神志清，五官端正，面色

稍黃，營養一般，頭顱無畸形，頸軟不強，淺表淋巴未及腫大，兩胸對稱，心界不大，兩肺未見異常，肝在 5~6 肋間，右肋下未及，脾臟未及，下腹部未及明顯包塊及移動性濁音，雙下肢未及浮腫。

【辨證施治】患者開始初診時沒有來，根據家屬及檢查病歷來診斷。患者性格急躁、易怒，肝氣鬱結，氣滯血瘀，瘀久成積而疼痛難忍，不能入眠，肝氣鬱結，氣機不暢導致脾失健運，納差、乏力。

【治療法則】疏肝理氣，活血化瘀，健脾利濕，軟堅散結等。

【方藥】(1) 逐瘀膏 30 張、貼：中脘、右期門、神闕，48 小時換 1 次。

(2) 中藥：太子參 15 克、黃耆 20 克、丹參 30 克、當歸 15 克、赤芍 15 克、莪朮 15 克、茯苓 15 克、川楝子 15 克、蜈蚣 3 條、麥冬 10 克、砂仁 9 克、神麴 20 克、白朮 10 克、香附 15 克、青皮 9 克，10 服。

1987 年 10 月 20 日複診，患者服藥後在當地醫院超音波複查示：未見明顯包塊，繼守上方 15 服，逐瘀膏 30 張。

1988 年 9 月複診，患者一切恢復如常，已經開始上班，只帶了 30 張膏藥鞏固療效。1989 年 5 月 12 日，陳某推薦本廠一患者來我院就診時講，陳某現身體健康，同正常人一樣工作、生活。

【按】患者是幹部，工作較累，性格急躁易怒，肝氣鬱結，氣滯血瘀，氣機不暢，脾失健運，瘀久而成積，經外貼膏藥及內服中草藥以疏肝理氣、活血化瘀、健脾利

濕、軟堅散結等方法治療後，身體恢復，病灶逐漸縮小至消失，飲食正常，二便正常，並可以正常上班，身體恢復如常人。

● 病例 33

王某，女，60 歲，山西省絳縣 3606 廠職工，初診日期：1987 年 4 月 21 日。

【主訴】肝癌。

【現病史】1987 年 2 月患者感到疲乏無力，飲食減少，肌膚、鞏膜黃染，到本廠醫院服中藥治療，黃疸退，3 月份出現一次昏迷。1987 年 4 月 15 日到五四一工程總醫院同位素檢查示：肝形態失常，顯影面積不大，放射性分佈，整個肝右葉及肝門區可見大面積放射性稀疏及缺損區結論：肝右葉占位性病變，查後未治療，聞知我院前來就診。

【主症】肝區針刺樣疼痛，劍突下感到憋脹不適，飲食尚可，疲乏無力，大便稀，有時成形，小便尚可，體溫不高。

【檢查】

(1) 望診：舌質紅，苔薄白。患者精神不振，神情清，身體消瘦，五官端正，面色無華，營養欠佳，頭顱無畸形，髮花白，雙眼等大等圓，對光反射存在，鞏膜黃染，鼻正中，口唇無發紺，眼、耳、鼻內無異常分泌物排出，喉居中，兩胸對稱，肌膚輕度黃染，無瘀斑，無出血點，下肢無浮腫。

(2) 聞診：患者言語清，語音中，回答切題，無咳嗽，無氣喘，心音清，律整，未及雜音，兩肺呼吸音清，

未及乾濕性囉音，腸鳴音存在。

(3) 切診：脈弦滑，患者面部無浮腫，頸軟不強，頸鎖淋巴未及腫大，兩胸對稱，心界不大，兩肺叩診清音，肝在 5～6 肋間，右肋下未及，劍突下壓按有頂手感，壓痛明顯，脾臟未及，下腹部未及明顯包塊及移動性濁音，兩側腹股溝淋巴未及腫大，雙下肢未及浮腫，四肢活動尚可。

(4) 專科檢查：1987 年 4 月 15 日，五四一工程總醫院同位素檢查掃瞄：肝右葉占位性病變。

【辨證施治】

(1) 辨證依據：肝區針刺樣疼痛，劍突下感到憋脹不適，飲食尚可，疲乏無力，大便稀，有時成形，小便尚可，體溫不高。

(2) 病因病機分析：患者有肝炎，肝臟功能受損，肝氣鬱結，邪毒積肝日久與痰濕相互凝結而成積，肝病及膽，膽道不利而膽汁外溢，肌膚黃染。

(3) 治療法則：疏肝解鬱，清肝利膽，活血化瘀，軟堅散結，以毒攻毒，扶正祛邪等。

【方藥】

(1) 逐瘀膏 20 張、貼：中脘、右期門，48 小時換 1 次。

(2) 中藥：丹參 30 克、太子參 15 克、當歸 15 克、赤芍 15 克、砂仁 10 克、川楝子 15 克、茯苓 15 克、黃耆 20 克、莪朮 15 克、雞內金 15 克、蜈蚣 3 條、麥冬 15 克、白花蛇舌草 15 克，10 服。

方中太子參、當歸、黃耆可補益氣血；丹參、赤芍、

莪朮可活血化瘀，逐瘀破積；砂仁可化濕、行氣、溫中；茯苓可利水滲濕、健脾；川楝子可疏肝理氣、止痛；雞內金可消食；蜈蚣可解毒散結，通絡止痛，以毒攻毒；白花蛇舌草可清熱解毒；麥冬可益胃生津。

1987 年 5 月 18 日複診，服上藥及貼膏藥後，飲食增加，上腹部疼痛消失，可後背有些疼痛，餘無不適感，舌紅，苔薄白，脈弦滑，繼守上方去雞內金，加半枝蓮 30 克，10 服。

服上藥及貼膏藥後，患者症狀逐漸緩解，身體逐漸恢復，自己感覺較好，未繼續用藥。

1988 年 11 月 8 日複診，患者在當地醫院做同位素掃瞄示：病灶較前縮小，患者自感右後背部時有刺燒感，二便尚可，兩下肢時有輕微的抽搐感。檢查：患者精神振作，身體狀況一般，面色潤澤，肝脾未及，肚腹柔軟平坦，腹部脂肪較厚，舌質淡紅，苔薄白，脈弦滑。

【方藥】(1) 逐瘀膏 15 張、貼：中脘、右期門、右肝俞，48 小時換 1 次。

(2) 中藥：丹參 30 克、太子參 15 克、當歸 15 克、赤芍 15 克、莪朮 15 克、川楝子 15 克、砂仁 10 克、茯苓 15 克、黃耆 20 克、雞內金 15 克、半枝蓮 30 克、蜈蚣 4 條、麥冬 15 克、炒大黃 20 克、香附 15 克，5 服。

後患者又鞏固性治療一療程，未再用藥，以後多次隨訪，患者情況較好。

【按】患者有肝炎病史，肝功能異常，肝氣鬱結，邪毒積肝日久與痰濕相互凝結而成積。肝病及膽，膽道不利而膽汁外溢，肌膚黃染，經清肝解鬱、活血化瘀、軟堅散

結、以毒攻毒、扶正祛邪等方法治療後，患者身體逐漸恢復，肝區無痛無脹，飲食正常，二便正常，精神振作，可以像正常人一樣勞動、生活。

● **病例 34**

王某，男，56 歲，山西省長治農校幹部，初診日期：1987 年 10 月 12 日。

【**主訴**】肝癌。

【**現病史**】患者患肝炎多年，1983 年因直腸癌在長治市中醫院行手術治療；1987 年 9 月 8 日患者無誘因感到肝區疼痛，到長治市中醫院行同位素檢查示：肝癌。10月 9 日輸「肝癌」注射液，精神稍好一些，聞知我院而來就診。

【**主症**】肝區疼痛，上腹部憋脹，飲食減少，精神欠佳，大小便尚可，身體消瘦，體溫不高，雙下肢未及浮腫。

結合病史及家屬所帶檢查資料分析，患者有多年的肝炎史。直腸癌術後，正氣虛損，邪毒乘虛而入侵肝臟而發病。肝氣鬱結，氣機不暢，脾失健運，運化失常，則水濕內停，出現上腹憋脹，飲食減少，身體消瘦，精神不振。

【**治療法則**】扶正祛邪，健脾利濕，舒肝和胃，軟堅散結，活血化瘀等。

【**方藥**】(1) 逐瘀膏 30 張、貼：中脘、右期門、神闕，48 小時換 1 次。

(2) 中藥：太子參 15 克、黃耆 20 克、當歸 15 克、赤芍 15 克、白花蛇舌草 30 克、蜈蚣 5 條、茯苓 15 克、白朮 12 克、梔子 15 克、川楝子 15 克、茵陳 30 克、雞內金

15 克、香附 15 克、丹參 30 克、青皮 9 克、枳實 8 克，10 服。

方中太子參、黃耆、當歸可補益氣血；赤芍、丹參可活血化瘀；香附、青皮、川楝子可疏肝理氣、止痛；梔子、茵陳、雞內金可清利肝膽濕熱；白花蛇舌草可清熱解毒；茯苓、白朮、枳實可健脾利濕、寬中；蜈蚣可解毒散結，通絡止痛。

1987 年 10 月 30 日複診，服上藥及貼膏藥後，精神好轉，肝區疼痛減輕，二便尚可，飲食增加，腹部憋脹，下肢浮腫，此時應健脾利濕、利尿通淋。

【方藥】太子參 15 克、黃耆 20 克、當歸 15 克、赤芍 15 克、白花蛇舌草 30 克、蜈蚣 5 條、茯苓 15 克、白朮 12 克、梔子 15 克、川楝子 15 克、茵陳 15 克、大腹毛 15 克，10 服，逐瘀膏 30 張。

1987 年 11 月 19 日複診，服上藥後患者腹脹減輕，飲食增加，AFP 由 325 降到 125。

【方藥】太子參 15 克、黃耆 20 克、當歸 15 克、赤芍 15 克、半枝蓮 30 克、蜈蚣 5 條、茯苓 15 克、白朮 12 克、梔子 15 克、川楝子 15 克、茵陳 15 克、內金 20 克、丹參 30 克、桂枝 6 克、大腹毛 15 克，20 服，逐瘀膏 45 張。

1987 年 12 月 21 日複診，服上藥後，患者飲食尚可，AFP 降至 40，大便次數增多，5 次／日，多時 8~9 次／日，久瀉耗氣傷肝，方藥調整如下：太子參 15 克、黃耆 30 克、當歸 15 克、赤芍 20 克、半枝蓮 20 克、蜈蚣 5 條、茯苓 15 克、白朮 12 克、梔子 15 克、川楝子 15 克、

內金 20 克、桂枝 6 克、大腹毛 15 克、白叩 12 克、川黃連 6 克，20 服，逐瘀膏 45 張。

服上藥及貼膏藥後，身體好轉，上腹脹消失，下肢浮腫消退，二便尚可，飲食尚可，效不更方，取藥 20 劑，逐瘀膏 36 張。

1988 年 4 月複診，患者精神較好，食慾好，體重增加 5 公斤，餘無異感，繼守上藥 20 劑鞏固療效，此後再未用藥。

1991 年 7 月，我院隨訪，患者講述：服藥後在當地醫院複查，肝臟未見異常，肝功能恢復正常，生活自理，精神振作。

【按】患者有多年肝炎史。直腸癌術後，正氣虛損，邪毒乘虛而入，侵犯肝臟而發病。肝氣鬱結，氣機不暢，脾失健運，運化失常，則水濕內停，上腹憋脹，飲食減少，身體消瘦，精神欠佳，經外貼膏藥及內服中藥後，疼痛減輕並逐漸消失，腹脹消失，飲食恢復正常，身體增胖，一切恢復如常。以後多次隨訪，王某身體一直健康。

● 病例 35
王某，男，43 歲，遼寧省本溪市本鋼礦建工人，初診日期：1987 年 10 月 19 日。

【主訴】肝癌。

【現病史】1987 年 6 月患者進食後感到上腹部憋脹，到本鋼醫院超音波檢查提示：肝內占位性病變不能除外。為進一步確診，到瀋陽醫科大學附屬醫院再次行超音波檢查示：肝右葉實質占位性病變，醫院不給予治療，返回本鋼醫院治療。1987 年 10 月 4 日出現吐血、便血，在當地

醫院對證處理後，於 1987 年 10 月 19 日來我院就診。

【**主症**】上腹部憋脹，肚腹脹大如鼓，腹水，無食慾，納差，身體消瘦，二便尚可，精神不振，可以少量活動。

【**檢查**】

(1) 望診：舌質淡紅，苔白厚膩，精神不振，神志清，身體明顯消瘦，五官端正，面色萎黃不華，營養欠佳，頭顱無畸形，雙眼等大等圓，對光反射存在，鞏膜無黃染，鼻正中，口唇無發紺，眼、耳、鼻內無異常分泌物排出，喉居中，兩胸對稱，肌膚無黃染，無瘀斑，無出血點，下肢浮腫。

(2) 聞診：患者言清語利，回答切題，無咳嗽，無氣喘，心音清，律整，未及明顯雜音，兩肺呼吸音尚可，未及乾濕性囉音，腸鳴音存在。

(3) 切診：脈弦滑，患者面部無浮腫，頸軟不強，頸鎖淋巴未及腫大，頸靜脈無怒張，兩胸對稱，心界不大，兩肺叩診清音，肝在 5～6 肋間，右肋下未及，上腹膨隆，腹水徵明顯，脾臟未及，表淺淋巴未及腫大，四肢活動自如，雙下肢沒指性浮腫明顯。

(4) 專科檢查：1987 年 10 月 12 日遼寧本溪鋼鐵職工總醫院超音波檢查示：肝內占位，肝硬化，腹水，脾厚。

【**辨證施治**】

(1) 辨證依據：上腹部憋脹，肚腹脹大如鼓，腹水，無食慾，納差，身體消瘦，二便尚可，精神不振，可以少量活動。

(2) 病因病機分析：患者有菸酒嗜好，性格暴躁，肝

氣鬱結，久嗜膏粱厚味，濕熱內蘊，濕熱夾鬱火，相凝日久而成積。肝氣鬱結，氣機不暢，脾失健運，水濕內蘊，停而不行，出現腹水，肚腹憋脹，肚腹脹大如鼓。

(3) 治療法則：健脾利濕，逐水消脹，舒肝解鬱，活血化瘀，軟堅散結等。

【方藥】(1) 逐瘀膏 60 張、貼：中脘、右期門、神闕，48 小時換 1 次。

(2) 中藥：川楝子 15 克、青皮 15 克、香附 20 克、穿山甲 15 克、當歸 15 克、赤芍 20 克、莪朮 20 克、茵陳 60 克、豬苓 30 克、丹參 30 克、白朮 10 克、太子參 20 克、黃耆 40 克、桃仁 10 克、廣木香 15 克，15 服。

方中川楝子、青皮、香附可疏肝理氣、消脹；當歸、太子參、黃耆可補益氣血；丹參、桃仁、赤芍、莪朮可活血逐瘀；茵陳、豬苓、白朮可健脾利濕、逐水；廣木香可行氣調中；穿山甲性專行散，能通經絡而達病所，破瘀消積。

1987 年 11 月 26 日複診，服上藥及貼膏藥後，飲食增加，上腹憋脹減輕，大便尚可，小便量增加，腹水有所減少，方藥隨症加減如下：川楝子 15 克、香附 20 克、穿山甲 15 克、當歸 15 克、赤芍 20 克、莪朮 20 克、茵陳 60 克、豬苓 30 克、丹參 30 克、白朮 10 克、太子參 20 克、黃耆 40 克、桃仁 10 克、廣木香 15 克、青木香 15 克，15 服，逐瘀膏 60 張。

1988 年元月 6 日複診，患者於 1987 年 12 月 18 日在當地醫院做超音波檢查與前對比，腹水減少，病灶有所縮小，飲食增加，上腹憋脹感減輕，活動量增加，精神好

轉，效不更方，加大白朮量，加強健脾利濕、逐水之功，20服，逐瘀膏90張。

1988年3月7日複診，服上藥及貼膏藥後，精神大有好轉，飲食尚可，腹水消退，並沒有感到不適，二便尚可，效不更方，繼守上方20服，逐瘀膏90張。

1988年4月28日複診，服中藥及貼膏藥後，自己感覺較好，沒有不適感，帶中藥30服、逐瘀膏150張鞏固療效，以後再未用藥。

後來我院多次回訪，王某身體健康，一直上班，同正常人一樣，並多次推薦當地患者來我院就診。

● 病例36

楊某，女，37歲，北京倍遠齋食品廠工人，初診日期：1989年8月8日。

【主訴】肝癌。

【現病史】1984年3月左乳導管癌切除術。1984年6月檢查發現血小板減少，一直治療。1988年4月，血小板減少到4萬，在當地醫院做超音波檢查，發現肝臟有異常，到301醫院超音波檢查提示：肝癌，進一步CT檢查，未定性，建議觀察。1989年5月6日做閃爍照相所見：內呈血管瘤病變，以肝實質損害可能性大。1989年5月17日再次超音波檢查示：肝右葉占位性病變，建議CT檢查，因患者身體不支、肝區疼痛、頭暈，未做，到北京中醫醫院服中藥及氣功治療，效果不明顯，超音波複查示：腫塊增大。

【主症】肝區及背部疼痛，頭暈，乏力，牙齦出血，雙下肢浮腫，經前全身浮腫，乳脹，飲食一般，無食慾，

崔扣獅老中醫肝癌治療經驗

厭油膩，兩肩胛疼痛，肚臍壓按疼痛，時感心慌，視力下降，身體消瘦，精神一般，二便尚可，經前小便疼痛，色黃。

【**檢查**】精神尚可，身體狀況一般，五官端正，面色無華，頸軟不強，兩胸對稱，心肺未見異常，肝脾未及，上腹柔軟平坦，叩診鼓音，表淺淋巴未及腫大，雙下肢無浮腫，舌紅，苔薄白，脈沉弦而澀。

【**辨證施治**】患者左乳導管癌術後，正氣虛損，隨之血虛，性格剛強，肝氣鬱結，氣滯血瘀，血行受阻，則滯而為腫；血虛筋脈失養而致身痛；肝氣鬱結，脾失健運，運化無力而致無食慾，厭油膩；氣血不足，而致心慌，身體消瘦，頭暈，乏力，視力減弱。

【**治療法則**】益氣養血，健脾利濕，疏肝解鬱，活血化瘀，軟堅散結，佐以溫腎等治則。

【**方藥**】(1) 逐瘀膏 125 張、貼：中脘、右期門、神闕、右肝俞、右腎俞，48 小時換 1 次。

(2) 中藥：丹參 30 克、川楝子 15 克、穿山甲 15 克、鱉甲 20 克、醋柴胡 15 克、生大黃 30 克、當歸 15 克、莪朮 20 克、赤芍 20 克、香附 15 克、半枝蓮 40 克、白花蛇舌草 40 克、蜈蚣 5 條、重樓 20 克、杞果 20 克，40 服。

方中丹參、莪朮、赤芍可活血逐瘀；醋柴胡、川楝子、香附可疏肝理氣並止痛；當歸可活血補血；穿山甲、鱉甲可軟堅散結、消癥瘕；半枝蓮、白花蛇舌草可清熱解毒；蜈蚣可解毒散結，通絡止痛；生大黃可活血祛瘀、解毒；重樓可清熱解毒、消腫止痛；杞果在此滋補肝腎，用於頭暈、視力下降。

1989 年 10 月 4 日複診，服上藥及貼膏藥後，心慌、乏力有所好轉，兩肩胛疼痛減輕，精神振作，身體增胖，肚腹柔軟，肝脾未及，舌紅，苔薄白，脈緩和，隨症加減方藥：丹參 30 克、川楝子 15 克、穿山甲 15 克、鱉甲 20 克、醋柴胡 15 克、當歸 15 克、莪朮 20 克、赤芍 20 克、半枝蓮 40 克、白花蛇舌草 40 克、蜈蚣 5 條、重樓 20 克、三棱 15 克、太子參 15 克、黃耆 20 克，40 服，逐瘀膏 180 張。

　　1990 年 3 月 22 日複診，患者服上藥及貼膏藥後，精神振作，體重增加 4 公斤，經行暢，量增多，色暗紅，經期腰痛，易煩易怒，右肩酸困，伴有乏力，餘無不適，舌紅，苔薄白，脈緩和，在當地醫院行超音波複查示：病灶較前縮小，方藥調整如下：當歸 15 克、赤芍 15 克、莪朮 15 克、白花蛇舌草 30 克、半枝蓮 40 克、丹參 30 克、川楝子 15 克、砂仁 15 克、白朮 20 克、土茯苓 40 克、茵陳 20 克、穿山甲 15 克、黃藥 15 克、蜈蚣 5 條、鱉甲 20 克、60 服，逐瘀膏 120 張。

　　1990 年 8 月 30 日再診，服上藥及貼膏藥後，肝區隱隱作痛次數增多，經前乳房發脹，頭有些暈，全身有輕度浮腫，午後下腹脹，在當地醫院超音波複查示：病灶未有增大，舌紅，苔薄白，脈緩和。

　　經前乳脹及經期全身浮腫，均因肝鬱氣滯、氣滯血瘀所致，應加強疏肝解鬱之功，方藥調整如下：

　　當歸 15 克、赤芍 15 克、莪朮 15 克、白花蛇舌草 30 克、半枝蓮 40 克、丹參 30 克、川楝子 15 克、白朮 20 克、土茯苓 40 克、茵陳 20 克、穿山甲 15 克、蜈蚣 5

條、鱉甲 20 克、丹皮 15 克、麥冬 15 克，60 服，逐瘀膏
210 張。

1991 年 7 月 27 日複診，用藥後，患者自己感覺較
好，停藥幾個月，近期表現出頭暈乏力、肝區疼痛、食慾
不振、嗜睡，方藥調整如下：

當歸 15 克、赤芍 15 克、莪朮 15 克、白花蛇舌草 30
克、半枝蓮 40 克、丹參 30 克、川楝子 15 克、土茯苓 40
克穿山甲 15 克、蜈蚣 5 條、生地 20 克、虎杖 20 克、黃
藥 15 克、香附 15 克、鬱金 10 克、益母草 30 克，30 服，
服 5 天休息 5 天，逐瘀膏 210 張。

1991 年 12 月 6 日，服上藥及貼膏藥後，當地醫院超
音波複查示：病灶沒有增大，也沒有縮小。但患者自我感
覺較好，精神尚可，面色潤澤，舌紅，苔薄白，脈緩，繼
守上方 40 服，逐瘀膏 90 張，鞏固療效。

患者以後再未用藥，多次超音波複查，病灶無變化，
但患者自己感覺較好，無不適感，如常人一樣生活。此例
患者屬帶瘤生存。

【按】此例患者病情比較複雜，氣血虛並肝氣鬱結，
氣滯血瘀，脾失健運，而致頭暈、乏力、牙齦出血、乳
脹、肝區疼痛等症，氣血虛則致心慌；肝血不足致視力下
降、體質消瘦、經前小便黃且疼痛。經我院外貼膏藥及內
服中草藥以益氣養血、健脾利濕、疏肝解鬱、活血化瘀、
軟堅散結、溫腎等方法治療後，病灶縮小，雖然最後腫瘤
沒有消失，但對機體沒有任何影響，屬帶瘤生存。後來，
我院多次回訪，楊某身體健康，並一直在上班，工作和生
活都與正常人一樣，沒有任何不適感。

● **病例** 37

周某，男，64 歲，西安 524 廠幹部，初診日期：1989 年 7 月 26 日。

【**主訴**】肝癌。

【**現病史**】1986 年 8 月 27 日，單位體檢時超音波檢查發現患者肝部有異常，為進一步確診，到西安醫科大學做 CT、AFP 等各項檢查結論：肝癌，確診後化療一個療程。1986 年 11 月 21 日到上海空軍二院做肝穿刺，診為：原發性肝癌。

查後，純酒精注射及進口化療藥化療 15 個療程，1989 年 5 月經陝西省人民醫院 CT 複查示：病灶增大，並有新的病灶出現。經當地患者推薦，來我院就診。

【**主症**】右上腹時有隱隱疼痛，肚腹憋脹，進食後腹脹明顯，時有咳嗽，吐痰，飲食尚可，身體狀況一般，二便尚可。

【**檢查**】

(1) 望診：舌紅，苔白滑膩，患者精神一般，身體未見消瘦，五官端正，面色不華，病容，營養一般，神志清，頭顱無畸形，髮花白，雙眼等大等圓，對光反射存在，鞏膜無黃染，鼻正中，口唇無發紺，眼、耳、鼻內無異常分泌物排出，喉居中，兩胸對稱，肌膚無黃染，無瘀斑，無出血點，下肢無浮腫。

(2) 聞診：患者言清語利，回答切題，稍有咳嗽，氣喘不明顯，心音清，律整，未及明顯雜音，右肺可聞及濕性囉音，左肺呼吸音尚可，腸鳴音存在。

(3) 切診：脈滑，患者面部無浮腫，頸軟不強，頸鎖

崔扣獅老中醫肝癌治療經驗

淋巴未及腫大，頸靜脈無怒張，兩胸對稱，心界不大，右肺可聞及濕性囉音，左肺呼吸音尚可，肝在 6～7 肋間，右肋下 10cm 觸及，質硬，壓痛明顯，脾臟未及，下腹部未及明顯包塊，未及移動性濁音，表淺淋巴未及腫大，四肢活動自如。

(4) 專科檢查：1989 年 6 月 30 日陝西省人民醫院 CT 檢查示：肝癌，與前片對比，病變範圍增大，除原有病變外，還有新的病灶出現。

【辨證施治】

(1) 辨證依據：右上腹時有隱隱疼痛，肚腹憋脹，進食後腹脹明顯，時有咳嗽，吐痰，飲食尚可，身體狀況一般，二便尚可。

(2) 病因病機分析：患者查出「肝癌」近 3 年，期間經過無水酒精及進口藥物及局部化療後，正氣虛損，邪毒乘虛而氾濫，病灶增大，數目增多，本虛標實。

(3) 治療法則：扶正祛邪，健脾利濕，活血化瘀，軟堅散結等。

【方藥】

(1) 逐瘀膏 6 張、貼：中脘、右腹結、右肝俞，48 小時換 1 次。

(2) 中藥：丹參 30 克、白花蛇舌草 40 克、蜈蚣 5 條、當歸 15 克、赤芍 15 克、莪朮 15 克、川楝子 15 克、穿山甲 15 克、醋柴胡 12 克、鱉甲 30 克、砂仁 10 克、白朮 15 克、豬苓 20 克、半枝蓮 30 克，3 服。

方中當歸可補血活血；丹參、赤芍、莪朮可活血化瘀；柴胡、川楝子可疏肝理氣；白花蛇舌草、半枝蓮可清

熱解毒；蜈蚣可通經絡止痛並解毒散結；鱉甲可軟堅散結；砂仁、白朮可健脾益胃、溫中；豬苓可利濕。

1989 年 7 月 26 日複診，因多次化療，觀察用藥有無副作用，患者反應無不適，加杞果 15 克，滋補肝腎，40 服，逐瘀膏 75 張。

1989 年 9 月 7 日複診，患者服藥後，自己感覺較好，精神好轉，所有不適症狀均有減輕，在當地醫院超音波複查示：病灶較前有所縮小，舌紅，苔薄白，脈弦滑搏指，效不更方，繼守上藥 40 服，逐瘀膏 75 張。

1989 年 12 月 26 日複診，患者服藥後，飲食尚可，二便尚可，精神較好，自己觸及右肋下包塊較前縮小。

1990 年 2 月 14 日複診，服上藥及貼膏藥後，偶感胸部有輕微的悶感，餘無不適，考慮患者情緒波動所致，繼守上方 20 服，逐瘀膏 75 張。

1990 年 5 月 11 日複診，患者服藥後，自己感覺較好，飲食不節制，上頂，食入多則感到憋脹，但飲食較前增加，二便正常，精神振作，身體狀況尚可，面色潤澤，肚腹柔軟，舌紅，苔薄白，脈緩和，方藥調整如下：

丹參 30 克、當歸 15 克、赤芍 15 克、莪朮 15 克、白朮 20 克、土茯苓 30 克、蜈蚣 5 條、川楝子 15 克、白花蛇舌草 30 克、半枝蓮 40 克、沙參 10 克、黃藥 15 克、豬苓 20 克、丹皮 15 克、白芍 10 克，20 服，逐瘀膏 180 張，鞏固療效。

服上藥後，患者再未用藥，我院回訪得知，周某恢復如常人，精神振作，飲食較好，二便無異，每天騎自行車上下班。

● 病例 38

柴某，女，48 歲，山西運城市夏縣尉郭鎮蘇莊村村民，初診日期：1984 年 10 月 13 日。

【主訴】肝癌、胰頭癌、膽囊癌。

【現病史】1984 年 8 月 23 日，患者自感肝區疼痛，鞏膜及肌膚發黃，納差，遂去本縣醫院就診，醫院按黃疸性肝炎治療 10 餘天，病情不見好轉，反而加重，到 541 醫院做超音波及同位素掃瞄示：肝內占位性病變，胰頭癌、膽囊癌，建議到外地醫院再行檢查。為進一步檢查，先後到陝西省人民醫院、第四陸軍醫院第一附屬醫院、西安醫學院第一附屬醫院做同位素掃瞄及超音波等檢查示：肝癌、胰腺癌、膽囊癌。醫院均不接收治療，只好返回。經多方打聽，聞知我院而來就診。

【主症】肝區疼痛，全身肌膚及鞏膜黃染，面部及四肢浮腫，肚腹脹大如鼓，臥床不起，納差，大便尚可，小便量少，色黃，體溫不高，身體虛弱。

【檢查】

(1) 望診：舌質紫暗，苔稍黃厚膩。患者精神不振，神志清，身體虛弱，五官端正，面部浮腫，營養欠佳，頭顱無畸形，髮黑，雙眼等大等圓，對光反射存在，鞏膜黃染，鼻正中，口唇無發紺，眼、耳、鼻內無異常分泌物排出，喉居中，兩胸對稱，肌膚黃染，無瘀斑，無出血點，雙下肢浮腫。

(2) 聞診：患者言語清，語音低弱，回答切題，無咳嗽，稍有氣喘，心音清，律整，未及明顯雜音，兩肺呼吸音清，未及乾濕性囉音，腸鳴音存在。

(3) 切診：脈弦滑。患者面部浮腫，頸軟不強，頸鎖淋巴未及腫大，兩胸對稱，心界不大，兩肺叩診清音，肝在 5～6 肋間，腹部膨隆，上腹部可捫及一 8cm×10cm 的巨大包塊，質地硬，活動度差，壓痛明顯，肝大右肋下 4cm，劍突下 12cm，脾臟未及，下腹未及明顯包塊及移動性濁音，兩側腹股溝淋巴未及腫大，表淺淋巴未及腫大，四肢浮腫，雙下肢浮腫明顯。

【辨證施治】

(1) 辨證依據：肝區疼痛，全身肌膚及鞏膜黃染，面部及四肢浮腫，肚腹脹大如鼓，臥床不起，納差，大便尚可，小便量少，色黃，體溫不高，身體虛弱。

(2) 病因病機分析：患者性格剛強，愛生悶氣，肝氣鬱結，氣機不暢，脾失健運，濕鬱阻滯，鬱久化火，肝膽濕熱內蘊日久，疏洩失職，濕熱燻蒸，膽汁不循常道而外溢皮膚，則鞏膜及肌膚黃染，肝氣鬱結，氣滯血瘀日久可致脅下痞塊形成。

(3) 治療法則：疏肝利膽，清熱除濕，退黃，健脾利濕，佐以清熱解毒、活血化瘀、軟堅散結等治則。

【方藥】(1) 逐瘀膏 30 張、貼：中脘、右期門、右肝俞，48 小時換 1 次。

(2) 中藥：當歸 10 克、赤芍 15 克、丹參 20 克、生地 20 克、花粉 30 克、八月札 15 克、莪朮 15 克、梔子 15 克、雞內金 15 克、重樓 15 克、川楝子 15 克、茵陳 30 克、豬苓 15 克、砂仁 6 克，18 服。

1984 年 11 月 5 日複診，患者服中藥及貼膏藥後，肝區疼痛逐漸緩解至消失，鞏膜及肌膚黃染逐漸消退，肚腹

不脹了，面部及四肢浮腫逐漸消退，飲食增加，生活也慢慢能自理了，舌紅不瘀，苔薄白，脈弦滑。

效不更方，連服 42 劑後，患者身體恢復，飲食增加。1984 年 12 月 7 日到 541 醫院同位素檢查示：肝臟位置下移，肝內未見明顯占位性病變。此後，再未用藥。

1987 年 3 月 6 日到患者家中回訪，柴某身體增胖，能料理家務，多次複查均未見異常。2003 年 12 月 16 日隨訪，身體健康，生活自理，此後多次回訪，柴某一切正常，同常人一樣做家務、幹農活，沒有任何不適感，現仍健在，已經存活 29 年。

【按】患者素性剛強，肝氣鬱結，並感受濕熱之邪。濕熱蘊結肝膽，疏洩失職，肝氣鬱結，氣滯血瘀可致脅下痞塊。肝木橫逆侮土，運化失常，腹脹，水濕內停，腹脹如鼓，濕熱下注，膀胱氣化失司，小便短赤，舌質紫暗，苔稍黃厚膩，脈弦滑，為濕熱內蘊肝膽之證。濕熱燻蒸，膽汁不循常道而外溢皮膚，則鞏膜及肌膚黃染。經外貼膏藥，由皮膚達經絡臟腑；內服中藥以疏肝利膽、清熱退黃、健脾利濕、清熱解毒、活血化瘀、軟堅散結等方法治療後，黃退，腫消，飲食逐漸增加，腹部腫塊縮小至消失，身體恢復同常人，一直健康快樂地生活著。

● 病例 39

宋某某，男，39 歲，湖南省衡陽市人，初診日期：1989 年 10 月 15 日。

【主訴】肝癌。

【現病史】1987 年 8 月，患者因脾腫大而行脾切除。1989 年 8 月，自感肝區不適，到衡陽醫學院第一附屬醫

院化驗，AFP＞400，超音波檢查示：肝硬化，肝內實質占位性病變。為進一步確診，到廣東中山醫院 CT 檢查，確診：肝癌。醫生建議手術治療，患者及家屬不同意，經當地患者推薦而來我院就診。

【主症】肝區時有疼痛，腹脹不明顯，飲食一般，時有嘔吐，大便 1~2 次／日，時有腹瀉，小便色黃，量中等，疲乏無力，下肢無浮腫。

【檢查】患者精神不振，神志清，身體消瘦，五官端正，面色無華，營養欠佳，肌膚及鞏膜無黃染，舌質淡紅，苔薄白，脈弦滑。頸軟不強，淺表淋巴未及腫大，兩胸對稱，心肺未見異常，肝在 5～6 肋間，右肋下未及，肝區壓痛明顯，脾臟未及，下腹部未及明顯包塊及移動性濁音，雙下肢未及浮腫，活動體位。

【既往史】肝炎病史多年，否認高血壓、糖尿病史，否認結核傳染病史，否認食物、藥物過敏史。

【個人史】生於原籍，無外地長期生活及居住史。否認工業毒物、粉塵、放射性物質接觸史。

【家族史】否認腫瘤家族遺傳史。

【病因病機分析】患者有肝病史，脾切除後，運化失常，邪毒入侵肝內日久而成積，肝氣鬱結，氣滯血瘀。

【治療法則】疏肝解鬱，健脾，活血化瘀，軟堅散結，以毒攻毒。

【診斷】肝積。

【方藥】(1) 逐瘀膏 3 張、貼：中脘、右期門、右肝俞，48 小時換 1 次。

(2) 中藥：當歸 15 克、赤芍 15 克、莪朮 15 克、白花

蛇舌草 30 克、半枝蓮 30 克、丹參 30 克、川楝子 15 克、穿山甲 15 克、蜈蚣 5 條、板藍根 15 克、砂仁 15 克、茵陳 20 克、生地 20 克、栀子 15 克、香附 15 克，2 服，水煎服，每日一服，早晚飯後半小時服用。

方中赤芍、莪朮、丹參可活血化瘀；白花蛇舌草、半枝蓮、板藍根可清熱解毒；香附、川楝子可疏肝理氣；穿山甲可破瘀消癥；蜈蚣可解毒散結；茵陳、栀子可清利肝膽濕熱；砂仁可健脾益胃；生地可養陰生津。

服上藥及貼膏藥後，大便稀，4~5 次／日，小便稍黃，舌紅，苔薄白，脈弦滑，繼用上方觀察。

服藥 8 劑後，肝區時有疼痛，大便一天 10 餘次，餘無不適感，舌紅，苔薄白，脈弦緩。

【方藥】膏藥貼原穴位不變。

【中藥】當歸 15 克、赤芍 15 克、莪朮 15 克、白花蛇舌草 30 克、半枝蓮 30 克、丹參 30 克、川楝子 15 克、穿山甲 15 克、蜈蚣 5 條、板藍根 15 克、砂仁 15 克、茵陳 20 克、生地 20 克、香附 15 克。

服上藥兩劑後，大便 3 次／日，小便淡黃色，餘無不適，效不更方。

服上藥 4 劑後，調整方劑，逐瘀膏貼原穴位。

【中藥】當歸 15 克、赤芍 15 克、莪朮 15 克、白花蛇舌草 30 克、半枝蓮 30 克、丹參 30 克、川楝子 15 克、穿山甲 15 克、蜈蚣 5 條、板藍根 15 克、砂仁 15 克、茵陳 20 克、生地 20 克、香附 15 克、炒白朮 15 克。

服上藥 12 劑後，肝區壓痛逐漸消失，腹瀉好轉，飲食增加，小便正常，舌質淡紅，苔薄白，脈弦緩。

【方藥】逐瘀膏貼原穴位。

【中藥】當歸 15 克、赤芍 15 克、莪朮 15 克、半枝蓮 30 克、白花蛇舌草 30 克、丹參 30 克、川楝子 15 克、穿山甲 15 克、砂仁 15 克、茵陳 20 克、生地 20 克、香附 15 克、青皮 9 克、蜈蚣 5 條、大腹毛 15 克，2 服。

服上藥後，小便增多，利小便、實大便，大便 1 次／日，腹脹減輕，舌質淡紅，苔薄白，脈弦滑。

服上藥 5 劑後，症狀遞減，自感較好，方藥調整如下：當歸 15 克、赤芍 15 克、莪朮 15 克、半枝蓮 30 克、白花蛇舌草 30 克、丹參 30 克、川楝子 15 克、穿山甲 15 克、砂仁 15 克、茵陳 20 克、生地 20 克、香附 15 克、青皮 9 克、蜈蚣 5 條、柴胡 15 克。

服上方 7 劑後，因飲食不當，胃脘疼痛，舌紅，苔薄白，脈弦滑，方藥調整如下：

當歸 15 克、赤芍 15 克、莪朮 15 克、半枝蓮 30 克、白花蛇舌草 30 克、丹參 30 克、川楝子 15 克、穿山甲 15 克、砂仁 15 克、茵陳 20 克、生地 20 克、香附 15 克、青皮 9 克、蜈蚣 5 條、川朴 10 克。

患者住院 40 天後，超音波複查提示：肝上病灶消失。患者精神振作，身體恢復，面色潤澤，飲食復常，二便如常，舌紅，苔薄白，脈緩。帶藥 40 服出院回家服用，鞏固療效。

用藥後，患者複診述：無任何不適感，多次推薦患者來我院就診，此後我院定期隨訪。

1991 年，患者去世，家屬未說明死亡原因，但治療後患者無痛苦存活兩年。

【按】患者原有肝病史，脾切除術後，病毒入侵肝內日久而瘀積，肝氣鬱結，氣滯血瘀。經外貼膏藥，由經絡直達病所；內服中藥以疏肝解鬱、健脾、活血化瘀、軟堅散結、以毒攻毒等方法治療後，症狀逐日減輕到消失，病灶也隨之消失，患者恢復如常人。中醫治病，患者的配合至關重要，三分治療，七分調養。治癒後，患者以為已痊癒而萬事大吉，沒有更好地鞏固療效，飲食、生活、情志不再注意，同樣會影響療效。

● 病例 40

龔某某，男，48 歲，湖北省監利縣人，初診日期：1989 年 10 月 27 日。

【主訴】肝癌術後復發。

【現病史】1989 年元月，患者感覺肝區不適，當時未做檢查及治療。1989 年 3 月到同濟醫院檢查，確診：肝癌，並於 1989 年 3 月 13 日在同濟醫院行肝癌切除術，術後行化療及服中藥治療。1989 年 8 月到監利縣人民醫院超音波複查提示：肝左外葉占位性腫塊，肝癌術後復發。在報紙上看到關於我院的報導，前來就診。

【主症】肝區疼痛，腹脹較劇，肝區可觸及腫塊，壓按疼痛，背痛，食慾不振，納差，身體明顯消瘦，疲乏無力，大便次數多，小便黃，體溫不高。

【既往史】既往體健，否認高血壓、糖尿病史，否認肝炎、結核傳染病史，否認食物、藥物過敏史。

【個人史】生於原籍，無外地長期生活及居住史。否認工業毒物、粉塵、放射性物質接觸史。

【家族史】否認腫瘤家族遺傳史。

【辨證分析】患者術後化療後，正氣虛損，病邪乘虛而入，致肝氣鬱滯，氣滯血瘀，而致肝區及後背疼痛。肝區摸到腫塊，壓按疼痛，脾失健運而致食慾不振，腹脹較劇，身體也隨之消瘦。

【治療法則】扶正祛邪、健脾利濕、理氣、活血化瘀、軟堅散結等。

【診斷】肝積。

【方藥】(1) 逐瘀膏 45 張、貼：中脘、右期門、右肝俞，48 小時換 1 次。

(2) 中藥：黃耆 30 克、當歸 15 克、赤芍 15 克、白花蛇舌草 30 克、半枝蓮 30 克、蜈蚣 5 條、雞內金 15 克、穿山甲 15 克、香附 15 克、茯苓 15 克、白朮 15 克、鱉甲 20 克、砂仁 15 克、莪朮 15 克、梔子 15 克、三棱 10 克、桃仁 15 克、丹參 30 克，20 服。

1989 年 11 月 20 日再診，服上藥及貼膏藥後，患者飲食增加，肝區稍有脹痛，二便尚可，病情有所緩解，方藥調整如下：

當歸 15 克、黃耆 20 克、莪朮 15 克、赤芍 20 克、白花蛇舌草 30 克、半枝蓮 30 克、丹參 30 克、川楝子 20 克、雞內金 15 克、穿山甲 15 克、香附 15 克、蜈蚣 5 條、桃仁 15 克、鱉甲 30 克、青皮 9 克、砂仁 15 克，20 服，逐瘀膏 45 張。

1989 年 12 月 15 日複診，服上藥及貼膏藥後，肝區疼痛緩解，背脹減輕，精神振作，飲食增加，二便正常，舌紅，苔薄白，脈緩和，效不更方，20 服，逐瘀膏 15 張。

1990 年元月 12 日複診，患者服上藥及貼膏藥後，肝

區輕微疼痛，後背有些脹，偶爾流鼻血，二便尚可，方藥調整如下：

當歸 15 克、黃耆 20 克、莪朮 15 克、赤芍 20 克、白花蛇舌草 30 克、半枝蓮 30 克、丹參 30 克、川楝子 20 克、雞內金 15 克、穿山甲 15 克、蜈蚣 5 條、桃仁 15 克、鱉甲 30 克、砂仁 15 克、黃藥子 12 克、梔子 15 克，30 服，逐瘀膏 60 張。

1990 年 3 月 2 日再診，自己感覺較好，精神尚可，飲食尚可，二便正常。1990 年 2 月 12 日到監利縣人民醫院超音波檢查示：未見異常。因患者及家屬不相信此結果，遂到同濟醫科大學超音波檢查提示：肝內未見侷限性腫塊。患者要求繼續用藥，繼用上藥 40 服，逐瘀膏 75 張。

1990 年 6 月 29 日再診，取藥 30 服，逐瘀膏 60 張。

1990 年 10 月 15 日再診，患者上班後有些勞累，腹部稍有脹感，頭部有點兒麻，二便正常，體重增加，精神較好，多次超音波檢查未見異常，方藥調整如下：

枳殼 12 克、川朴 9 克、當歸 15 克、赤芍 15 克、麥冬 10 克、白花蛇舌草 30 克、半枝蓮 30 克、杞果 10 克、丹參 20 克、砂仁 9 克、青皮 6 克、陳皮 9 克、焦三仙（各）15 克，40 服，不再貼膏藥。

1991 年 8 月 5 日來診，患者多次超音波複查未見異常，自己感覺較好，要求繼續用藥，方藥調整如下：

當歸 15 克、赤芍 15 克、麥冬 10 克、白花蛇舌草 30 克、半枝蓮 30 克、杞果 10 克、丹參 20 克、砂仁 9 克、生地 20 克、太子參 15 克、黃耆 20 克、蜈蚣 5 條、土茯

苓 30 克，30 服。

患者服上藥及貼膏藥後，自己感覺很好，未再用藥，並多次推薦當地患者來診。

方中當歸、黃耆、太子參可益氣補血；赤芍、莪朮、丹參、桃仁、三棱可活血祛瘀；白花蛇舌草、半枝蓮、土茯苓、黃藥子可清熱解毒；茯苓、白朮、砂仁可健脾利濕；香附、川楝子、青皮、陳皮、枳殼、川朴可疏肝理氣；蜈蚣、穿山甲、鱉甲可軟堅散結、破瘀消癥；雞內金、焦三仙可消食導滯；麥冬、杞果、生地可滋補肝腎、養陰生津；梔子可清利肝膽濕熱。

此方中用藥種類較多，前面主在攻，後在守，使祛邪不傷正，正氣存內，邪不可干。後因飲食不節導致運化失常，用以消食導滯、健脾益胃、利濕之品較多，使後天之本固，得以水穀精微而濡養全身，健康生存。

此例患者是術後復發、術後化療後，正氣虛損，邪毒乘虛而入而再次發病。肝氣鬱滯、氣滯血瘀而致肝區及後背疼痛，肝區摸到腫塊壓按疼痛，脾失健運而致食慾不振、腹脹難忍，身體隨之消瘦。經外貼膏藥、內服中草藥，以扶正祛邪、健脾利濕、理氣消脹、活血化瘀、軟堅散結等方法治療後，疼痛逐步減輕到消失，腹脹逐漸消失，精神好轉，飲食增加，二便恢復正常，多次超音波複查，肝區未見異常。1990 年 3 月，龔某開始上班，身體同常人一樣，無任何不適感。

● 病例 41

宣某某，男，61 歲，遼寧瀋陽人，初診日期：1989 年 11 月 20 日。

【主訴】肝左葉癌術後肝右葉多發轉移。

【現病史】患者有多年 B 肝病史，1988 年 3 月 25 日在遼寧省人民醫院 CT 檢查發現：肝癌。1989 年 4 月 4 日在瀋陽軍區總院行「左肝外葉切除手術」，術後病檢：高分化肝細胞性肝癌，合併肝硬化，術後免疫療法治療。1989 年 6 月 9 日超音波複查提示：肝硬化，肝實質性占位性病變，肝癌。查後做了兩次肝動脈栓塞術，治療後複查，效果不明顯，聞知我院而來就診。

【主症】肝區陣發性疼痛，納差，只能進少量流食，晨起痰中帶血，午後低燒，二便尚可，疲乏無力，身體消瘦，可以下床輕微活動。

【既往史】肝炎病史多年，否認高血壓、糖尿病史，否認結核傳染病史，否認食物、藥物過敏史。

【個人史】生於原籍，無外地長期生活及居住史。否認工業毒物、粉塵、放射性物質接觸史。

【家族史】否認腫瘤家族遺傳史。

【辨證分析】患者有多年 B 肝病史，致肝硬化，邪毒瘀積肝內日久而成積。手術後，正氣虛損，邪毒乘虛而入而再次發病，兩次栓塞治療，未見明顯效果。

【治療法則】扶正祛邪、疏肝理氣、健脾益胃、軟堅散結、活血化瘀等。

【診斷】肝積。

【方藥】(1) 逐瘀膏 45 張、貼：中脘、右期門、右肝俞，48 小時換 1 次。

(2) 中藥：當歸 15 克、生地 30 克、白花蛇舌草 30 克、半枝蓮 30 克、丹參 30 克、川楝子 15 克、穿山甲 15

克、莪朮 15 克、赤芍 15 克、砂仁 15 克、青皮 10 克、香附 15 克、茯苓 20 克、蜈蚣 5 條、茵陳 20 克，20 服。

　　方中當歸可補血；生地可養陰生津；白花蛇舌草、半枝蓮可清熱解毒；茵陳可清肝膽濕熱；丹參、莪朮、赤芍可活血化瘀；川楝子、香附、青皮可疏肝理氣、止痛；穿山甲可破瘀消癥，軟堅散結；砂仁、茯苓可健脾利濕、溫中、護胃；蜈蚣可解毒散結。

　　1989 年 12 月 18 日複診，服上藥及貼膏藥後，超音波複查，病灶得到控制並略有縮小，飲食增加，肝區疼痛減輕，效不更方，繼用上藥 20 服，逐瘀膏 45 張。

　　1990 年 2 月 15 日複診，服上藥及貼膏藥後，超音波複查示：病灶較前明顯縮小，繼用上藥 20 服，逐瘀膏 45 張。

　　1990 年 6 月 28 日複診，自己感覺較好，無明顯不適感，飲食尚可，二便尚可，活動尚可，繼續用藥，鞏固療效，方藥調整如下：當歸 15 克、生地 30 克、白花蛇舌草 30 克、半枝蓮 30 克、丹參 30 克、川楝子 15 克、穿山甲 15 克、莪朮 15 克、赤芍 15 克、青皮 10 克、香附 15 克、茯苓 20 克、蜈蚣 5 條、茵陳 20 克、蒲公英 50 克，20 服，逐瘀膏 45 張。

　　患者用藥後，再未用藥，自己感覺較好。患者從 1989 年 11 月 20 日開始用藥，至 1990 年 6 月 28 日停藥，總共用了 80 劑中藥、180 張膏藥，病灶逐漸縮小至消失，現同正常人一樣生活。

　　【按】患者有多年 B 肝史，致肝硬化，邪毒瘀積肝內日久而成癥瘕。手術後，正氣虛損，邪毒乘虛而入而再次

發病，兩次栓塞術後效果不理想。經外貼膏藥，直達病所；內服中草藥以扶正祛邪、疏肝理氣、健脾益胃、軟堅散結等方法治療後，患者疼痛逐漸緩解到消失，飲食逐漸增加到恢復正常，身體逐漸恢復，自我不適感逐漸消失，多次超音波複查，病灶逐漸縮小至消失，現同常人一樣生活。

治未病很重要，當查出 B 肝時就要積極治療，不要等到肝硬化，甚至演變成肝癌時才去治療。手術及放、化療，不僅患者痛苦大，花費大，而且療效並不滿意，所以，應早預防、早治療。

● 病例 42

武某某，男，50 歲，山東省濰坊人，初診日期：1989 年 12 月 15 日。

【主訴】肝癌。

【現病史】1989 年 6 月 13 日，患者無誘因突發肝區疼痛，就診於濰坊市醫院，行超音波檢查提示：肝癌。查後住院，採用中西醫結合治療，治療半年後，效果不理想。1989 年 12 月 2 日到 86464 醫院行超音波檢查提示：脾大，脾靜脈擴張，肝癌。聞知我院，前來就診。

【主症】肝區隱痛並有麻木感，腹脹，面色萎黃，飲食一般，身體消瘦不明顯，疲乏無力，精神不振，二便尚可，可以少量活動。

【既往史】既往體健，否認高血壓、糖尿病史，否認肝炎、結核傳染病史，否認食物、藥物過敏史。

【個人史】生於原籍，無外地長期生活及居住史。否認工業毒物、粉塵、放射性物質接觸史。

【家族史】否認腫瘤家族遺傳史。

【辨證分析】患者性格暴躁，肝氣鬱結，有菸酒嗜好，平素應酬多，喜食膏粱厚味，飲食不節，日久脾胃運化失常，肝氣鬱結，鬱久而化火，有形之痰濕與無形之鬱火相凝日久而發病，氣滯血瘀則肝區疼痛，運化失司則腹脹，病久本虛標實而見疲乏無力。

【治療法則】疏肝解鬱、健脾利濕、活血化瘀、軟堅散結、扶正祛邪等。

【診斷】肝積。

【方藥】(1) 逐瘀膏 36 張、貼：中脘、右期門、右肝俞，48 小時換 1 次。

(2) 中藥：香附 10 克、黃耆 30 克、當歸 15 克、生地 30 克、赤芍 15 克、莪朮 15 克、丹參 30 克、白花蛇舌草 30 克、半枝蓮 40 克、川楝子 15 克、穿山甲 15 克、蜈蚣 5 條、茵陳 20 克、製鱉甲 20 克、茯苓 20 克、20 服。

1990 年 2 月 13 日複診，服上藥及貼膏藥後，肝區稍有脹痛，飲食增加，精神好轉，仍有乏力，二便尚可，方藥調整如下：逐瘀膏 60 張；中藥：黃耆 30 克、當歸 15 克、生地 30 克、赤芍 15 克、莪朮 15 克、丹參 30 克、白花蛇舌草 30 克、半枝蓮 40 克、川楝子 15 克、穿山甲 15 克、蜈蚣 5 條、茵陳 20 克、製鱉甲 20 克、茯苓 20 克、白芍 15 克，30 服。

1990 年 3 月 29 日複診，患者述：服上藥及貼膏藥後，症狀遞減，自己感覺較好。1990 年 3 月 26 日在當地醫院超音波檢查示：肝內未見異常。效不更方，繼用上藥加生薑 3 片，取藥 30 服，逐瘀膏 60 張。

服上藥後，患者感覺較好，再未用藥。

方中當歸、黃耆可益氣、補血；川楝子、香附可疏肝理氣；生地黃可清熱養陰；赤芍、莪朮可祛瘀行氣；丹參可通行血脈、活血祛瘀；白花蛇舌草、半枝蓮可清熱解毒；穿山甲可行走行散，通經絡而達病所，活血通經，破瘀消癥；蜈蚣可解毒散結、以毒攻毒；茵陳可清熱退黃；製鱉甲可軟堅散結；茯苓可健脾利濕；白芍可柔肝養血，平抑肝陽。後用生薑溫中，諸藥共用，使正氣復，氣血和，陰陽平，癥瘕散，脾胃運化復常。故患者用藥後，效果特別好，多次超音波複查，未找到病灶。

【按】患者性情易怒，怒傷肝，平素嗜好菸煙酒，應酬較多，飲食不節，多食膏粱厚味，日久則脾胃運化失常，肝氣鬱結，鬱久而化火，有形之痰濕與無形之鬱火相凝而發病，氣滯血瘀則肝區疼痛，脾胃運化失常出現腹脹，久病本虛標實而見乏力。經我院中藥調理及貼膏藥後，患者一切恢復正常，未有任何不適感，同常人一樣工作、生活。

● 病例 43

陳某某，男，40 歲，四川省灌縣人，初診日期：1990 年 5 月 9 日。

【主訴】肝轉移癌（直腸癌肝轉移）。

【現病史】患者有 10 餘年痔瘡史，1990 年 2 月出現大便後肛門墜脹，一直按痔瘡治療不見好轉，病情反覆發作，並出現大便帶血，後症狀逐漸加重，出現肛門滴血，大便變細，裏急後重。於 1990 年 4 月 20 日到當地醫院直腸鏡檢查示：直腸癌，病理報告：（直腸）中分化腺癌。

1990 年 4 月 26 日超音波檢查發現肝內多個結節，提示：肝中葉實性占位性回聲，肝癌。1990 年 5 月 3 日到四川省腫瘤醫院 CT 檢查示：轉移性肝癌。查後經當地患者馮某推薦而來我院就診。

　　【主症】肛門下墜，大便稀，裏急後重，大便帶血，肛門內有憋脹感，肝區隱隱作痛，食慾不振，疲乏無力，身體消瘦。

　　【檢查】患者精神不振，面色病容，身體消瘦，營養一般，五官端正，兩胸對稱，心肺未見異常，腹肌緊張，未能觸及肝臟，叩診鼓音，表淺淋巴未見腫大，四肢活動自如，下肢未及浮腫，舌質紅，苔薄白，脈弦滑，兩尺弦緊。

　　【既往史】既往體健，否認高血壓、糖尿病史，否認肝炎、結核傳染病史，否認食物、藥物過敏史。

　　【個人史】生於原籍，無外地長期生活及居住史。否認工業毒物、粉塵、放射性物質接觸史。

　　【家族史】否認腫瘤家族遺傳史。

　　【辨證依據】肛門下墜，大便稀，裏急後重，大便帶血，肛門內有憋脹感，肝區隱隱作痛，食慾不振，疲乏無力，身體消瘦。

　　【辨證分析】患者平素飲食不節，過食辛辣，內蘊濕熱。另患者性情暴躁易怒，肝氣鬱結，鬱久化火、濕熱、氣滯、血瘀等邪毒瘀積，久積成塊，積聚於直腸，使正氣虧損而發病。本虛標實，腫瘤侵犯肝臟而同時發病。

　　【治療法則】清熱除濕、活血化瘀、軟堅散結、補氣養血、疏肝解鬱等。

崔扣獅老中醫肝癌治療經驗

【診斷】肝積。

【方藥】(1) 逐瘀膏 125 張、貼：中脘、右期門、右肝俞、關元、腰俞，48 小時換 1 次。

(2) 中藥：當歸 15 克、赤芍 15 克、白花蛇舌草 40 克、丹參 30 克、川楝子 15 克、莪朮 15 克、蜈蚣 5 條、穿山甲 15 克、生地 30 克、砂仁 15 克、土茯苓 30 克、黃藥子 15 克、玉片 15 克、白頭翁 20 克、炒大黃 30 克、苦參 15 克、半枝蓮 40 克、生蒲黃 10 克、炒靈脂 15 克，45 服。

方中當歸可補血；赤芍、莪朮、丹參可活血祛瘀；白花蛇舌草、半枝蓮、土茯苓可清熱解毒；川楝子可疏肝理氣；蜈蚣可解毒散結；穿山甲可破瘀消癥；生地可養陰生津；砂仁可健脾溫中；黃藥子可散結消癭；炒大黃可活血祛瘀、推陳出新；玉片、白頭翁主要用於裏急後重、下痢膿血；苦參可清熱燥濕、止瀉痢；生蒲黃、炒靈脂可祛瘀、止血。

1990 年 7 月 2 日複診，患者服上藥及貼膏藥後，肛內憋脹感減輕，大便不規律，時伴有鮮血，量不多，舌質紅，苔薄白，脈沉緊，方藥調整如下：

逐瘀膏 125 張；中藥：當歸 15 克、赤芍 15 克、白花蛇舌草 40 克、丹參 30 克、川楝子 15 克、莪朮 15 克、蜈蚣 5 條、穿山甲 15 克、生地 30 克、土茯苓 30 克、黃藥子 15 克、白頭翁 20 克、炒大黃 30 克、苦參 15 克、半枝蓮 40 克、生蒲黃 10 克、炒靈脂 15 克、蒲公英 60 克、三七 9 克，40 服。

服上藥及貼膏藥後，患者自己感覺較好，無任何不適

感，未再用藥。

患者有多年痔瘡史，平素飲食不節，過食辛辣，內蘊濕熱，另性情暴躁，肝氣鬱結，鬱久化火及濕熱、氣滯、血瘀等邪毒鬱積，久聚成塊下注於直腸而發病。本虛標實，邪毒侵犯肝臟而同時發病。經外貼膏藥及內服中草藥以活血化瘀、軟堅散結、補氣養血、疏肝解鬱等方法治療後，患者病情逐漸好轉至病灶消失。

1991 年 7 月 8 日，當地一患者來診時講，陳某已經上班，此後多次信訪，一切正常。

● 病例 44

劉某某，男，43 歲，四川省人，初診日期：1991 年7 月 8 日。

【主訴】肝癌。

【現病史】1990 年 10 月患者出現黃疸，就診於當地醫院，診斷為「黃疸性肝炎」，治療了兩個月，肝功能恢復。1991 年 4 月出國途中發燒至 39℃，無食慾，乏力，在國外按感冒治療後，症狀緩解。6 月初返回中國，6 月4 日到當地水電工程局醫院做超音波檢查提示：肝內多發實質性占位，AFP 檢測：9446.28。1991 年 6 月 21 日到四川省人民醫院再次超音波檢查示：肝右葉內可見多處團塊回聲，大者約 6.7cm×4.3cm，肝癌可能性大。1991 年 6月 26 日 CT 檢查示：原發性肝癌，患者此時發燒至39.7℃，在當地治療，症狀緩解後來我院就診。

【主症】肝區持續性隱痛，腹脹，精神不佳，高燒，無食慾，納差，身體消瘦不明顯，鞏膜、肌膚輕度黃染，疲乏無力，大便 1 次／日，小便尚可，當地醫院治療後雙

崔扣獅老中醫肝癌治療經驗

下肢浮腫消失。

【既往史】患者有多年肝炎病史，否認高血壓、糖尿病史，否認結核傳染病史，否認食物、藥物過敏史。

【個人史】生於原籍，無外地長期生活及居住史。否認工業毒物、粉塵、放射性物質接觸史。

【家族史】否認腫瘤家族遺傳史。

【辨證依據】肝區持續性隱痛，腹脹，精神不佳，高燒，無食慾，納差，身體消瘦不明顯，鞏膜、肌膚輕度黃染，疲乏無力，大便 1 次／日，小便尚可，當地醫院治療後雙下肢浮腫消失。

【辨證分析】患者有多年肝炎病史，因工作較累，加之性情暴躁，導致肝氣鬱結，氣機不暢，脾失健運，痰濕內阻，有形之痰濕與無形之鬱火相結，久而成積；濕熱燻蒸，膽汁不循常道而外溢，出現肌膚黃染。

【治療法則】疏肝解鬱、健脾利濕、清熱除濕、活血化瘀、軟堅散結、扶正祛邪等。

【診斷】肝積。

【方藥】(1) 逐瘀膏 75 張、貼：中脘、右期門、右肝俞，48 小時換 1 次。

(2) 中藥：當歸 15 克、赤芍 15 克、莪朮 15 克、白花蛇舌草 40 克、半枝蓮 30 克、丹參 30 克、川楝子 15 克、蜈蚣 5 條、虎杖 30 克、青皮 9 克、穿山甲 15 克、梔子 15 克、土茯苓 30 克、製鱉甲 20 克、生白朮 15 克，40 服。

方中白花蛇舌草、半枝蓮、虎杖、梔子、土茯苓可清利肝膽濕熱；川楝子、青皮可疏肝理氣；當歸、赤芍、莪朮、丹參可活血化瘀；穿山甲、製鱉甲可軟堅散結；生白

尤可健脾利濕；蜈蚣可解毒散結。

1991 年 8 月 15 日複診，患者服上藥及貼膏藥後，體溫恢復正常，飲食尚可，精神好轉，紅光滿面，黃疸消退，活動尚可，肝區時有隱痛。1991 年 8 月 15 日超音波複查示：病灶較前稍有增大。

考慮發燒所致，方藥調整如下：逐瘀膏 75 張；中藥：當歸 15 克、莪朮 15 克、赤芍 15 克、白花蛇舌草 40 克、半枝蓮 30 克、丹參 30 克、川楝子 15 克、蜈蚣 5 條、虎杖 30 克、穿山甲 15 克、梔子 15 克、土茯苓 30 克、製鱉甲 20 克、生白朮 15 克、砂仁 10 克，40 服。

1991 年 9 月 27 日複診，服上藥及貼膏藥後，肝區疼痛消失，稍有腹脹，飲食尚可，超音波複查示：病灶未有變化，方藥調整如下：

逐瘀膏 75 張；中藥：當歸 15 克、赤芍 15 克、莪朮 15 克、白花蛇舌草 40 克、半枝蓮 30 克、丹參 30 克、川楝子 15 克、蜈蚣 5 條、虎杖 30 克、穿山甲 15 克、土茯苓 30 克、製鱉甲 20 克、生白朮 15 克、砂仁 20 克、地鱉 6 克、製香附 15 克、雞血藤 20 克，40 服。

1991 年 11 月 8 日複診，服上藥及貼膏藥後，患者精神振作，飲食正常，腹脹明顯減輕，自己感覺同常人一樣，可以做少量的勞動，效不更方，繼守上方 40 服，逐瘀膏 75 張。

患者服完藥後未再用藥，此後多次信訪，一直同正常人一樣工作、生活。

● 病例 45

趙某某，男，60 歲，中國非金屬礦業公司幹部，初

診日期：1990 年 2 月 27 日。

【**主訴**】肝癌。

【**現病史**】1984 年患者胃癌手術。1988 年 12 月 1 日左肺癌手術，術後自己感覺較好。1989 年 9 月 1 日當地醫院超音波複查示：肝癌可能。1989 年 10 月 28 日，患者到中國人民解放軍總醫院超音波檢查提示：肝癌並膽囊癌可能性大。1989 年 11 月 29 日在海軍總醫院再次超音波結論為：肝臟實性占位，肝癌，膽囊實性占位性病變。

1989 年 12 月 6 日 CT 檢查，結論為：肝癌伴淋巴轉移。查後，在家中西醫結合治療，效果不明顯，聞知我院前來就診。

【**主症**】肺癌術後刀口處疼痛，咳嗽，吐白痰，體溫不高，飲食一般，厭油膩，身體狀況一般，疲乏無力，二便尚可，兩鎖骨淋巴結腫大。

【**既往史**】既往體健，否認高血壓、糖尿病史，否認肝炎、結核傳染病史，否認食物、藥物過敏史

【**個人史**】生於原籍，無外地長期生活及居住史。否認工業毒物、粉塵、放射性物質接觸史。

【**家族史**】否認腫瘤家族遺傳史。

【**辨證依據**】肺癌術後刀口處疼痛，咳嗽，吐白痰，體溫不高，飲食一般，厭油膩，身體狀況一般，疲乏無力，二便尚可，兩鎖骨淋巴結腫大。

【**辨證分析**】患者經歷胃癌、肺癌兩次大的手術後，身體正氣嚴重受損，對外抵禦能力下降，邪毒乘虛而入，侵犯肝臟而再次發病。

【**治療法則**】扶正祛邪、活血化瘀、軟堅散結、健脾

利濕等。

【診斷】肝積。

【方藥】(1) 逐瘀膏 125 張、貼：中脘、右期門、右肝俞，48 小時換 1 次。

(2) 中藥：當歸 15 克、生地 30 克、白花蛇舌草 30 克、半枝蓮 30 克、丹參 30 克、川楝子 15 克、莪朮 15 克、赤芍 15 克、穿山甲 15 克、蜈蚣 5 條、茵陳 20 克、夏枯草 15 克、砂仁 15 克、茯苓 15 克、土茯苓 40 克，20 服。

方中當歸可補血活血；白花蛇舌草、半枝蓮、土茯苓可清熱解毒；穿山甲、夏枯草可軟堅散結；赤芍、莪朮、丹參可活血化瘀；茵陳可清利濕熱；川楝子可疏肝理氣；砂仁、茯苓可健脾、化濕、溫中；生地可養陰生津；蜈蚣可解毒散結。

1990 年 4 月 19 日複診，患者述：服上藥及貼膏藥後，咳嗽減輕，吐黏痰多，兩鎖骨腫大淋巴消失。1990 年 4 月 7 日，患者到中國醫學科學院做超音波複查示：肝脾外形不大，回聲均勻，未見異常回聲團。左腎外形不大，左腎上部可見一 1.0cm 無回聲暗區，邊緣光滑，後方透聲增強，右腎未見異常，腹膜及腹膜後未見腫大淋巴結，提示：左腎囊腫，肝脾未見異常。繼用上方 20 服，逐瘀膏 90 張，加貼左腎俞。

服上藥及貼膏藥後，患者沒有再用藥，當地患者來診時講，趙某一切正常，同常人一樣生活、勞動。

● 病例 46

石某，男，55 歲，黑龍江省牡丹江八水生料車間工

人，初診日期：1987 年 11 月 15 日。

【**主訴**】肝癌。

【**現病史**】患者於 1971 年肝炎治癒。1987 年 7 月患者感到腹脹，嘔吐，飲食減少，到牡丹江水泥廠職工醫院超音波檢查提示：肝血管瘤，查後住院治療 40 餘天，未見明顯效果。1987 年 9 月 18 日到北京中日友好醫院行 CT 檢查示：肝右葉占位性病變，以肝癌可能性最大，建議做肝穿。患者未做，在家服用中藥治療，效果不明顯。1987 年 11 月 3 日複查示：肝右葉上後方可探及 8.7cm×5.8cm 大小包塊，未再治療，聞知我院前來就診。

【**主症**】肝區不適，上腹部憋脹，食慾不振，納差，疲乏無力，身體消瘦，大便 1 次／日，小便頻，量不多。

【**檢查**】

(1) 望診：舌質紅稍瘀暗，苔白稍厚膩。患者精神不振，神志清，身體消瘦明顯，五官端正，面色病容，營養欠佳，頭顱無畸形，雙眼等大等圓，對光反射存在，鞏膜無黃染，鼻正中，口唇無發紺，眼、耳、鼻內無異常分泌物排出，喉居中，兩胸對稱，肌膚無黃染，無瘀斑，無出血點，雙下肢無浮腫。

(2) 聞診：患者言語清，語音低弱，回答切題，無咳嗽，無氣喘，心音清，律整，未及明顯雜音，兩肺呼吸音清，未及乾濕性囉音，腸鳴音存在。

(3) 切診：脈沉弦滑。患者面部無浮腫，頸軟不強，頸鎖淋巴未及腫大，兩胸對稱，心界不大，兩肺叩診清音，肝在 5～6 肋間，肝大右肋下二橫指，質地硬而不堅，脾臟未及，下腹未及明顯包塊及移動性濁音，兩側腹

股溝淋巴未及腫大，表淺淋巴未及腫大，雙下肢未及浮腫，活動體位。

(4) 專科檢查：1987 年 9 月 18 日，中日友好醫院 CT 檢查示：肝右葉占位性病變，以肝癌可能性最大。1987 年 11 月 3 日，牡丹江水泥廠職工醫院超音波檢查示：肝占位性病變。

【辨證施治】

(1) 辨證依據：肝區不適，上腹部憋脹，食慾不振，納差，疲乏無力，身體消瘦，大便 1 次／日，小便頻，量不多。

(2) 病因病機分析：患者有肝炎病史，素性剛強，肝氣鬱結，邪毒夾鬱火凝聚日久而成積，肝氣鬱結，氣機不暢，脾失健運，運化失常則腹脹、納差，隨之身體消瘦，疲乏無力。

(3) 治療法則：疏肝解鬱，健脾利濕，寬胸理氣，活血化瘀，軟堅散結等。

【方藥】(1) 逐瘀膏 90 張、貼：中脘、右期門、神闕，48 小時換 1 次。

(2) 中藥：太子參 15 克、黃耆 30 克、當歸 15 克、赤芍 20 克、川楝子 30 克、莪朮 15 克、柴胡 10 克、半枝蓮 30 克、茯苓 15 克、丹參 30 克、蜈蚣 5 條、香附 15 克、茵陳 30 克、白朮 10 克、砂仁 15 克、梔子 30 克、附子 6 克（先煎），20 服。

方中太子參、黃耆、當歸可補氣養血；赤芍、丹參、莪朮可活血化瘀；川楝子、香附、柴胡可疏肝理氣；半枝蓮、茵陳、梔子可清利濕熱；茯苓、白朮、砂仁可健脾利

濕；蜈蚣可解毒散結；附子可溫經止痛。

1989 年元月 22 日複診，患者服藥後在當地醫院超音波複查示：肝內兩個小的病灶消失，大的病灶縮小。患者飲食增加，精神及身體都有好轉，偶有乏力，方藥調整如下：太子參 15 克、黃耆 30 克、當歸 15 克、赤芍 20 克、川楝子 15 克、茯苓 15 克、丹參 30 克、蜈蚣 5 條、半枝蓮 30 克、莪朮 15 克、穿山甲 15 克、香附 15 克、茵陳 30 克、白朮 10 克、砂仁 15 克、川烏 6 克、雞內金 20 克，45 服。

服上藥及貼膏藥後，患者自己感覺較好，因經濟條件差，後來未再用藥，當地患者來我院就診時講，石某一直很好，外觀不像病人。

【按】患者有肝炎病史，性格剛強，邪毒夾鬱火凝聚日久而成積，肝氣鬱結，氣機不暢，脾失健運，運化失常則腹脹、納差，隨之體虛乏力。經中醫辨證，運用疏肝解鬱、健脾利濕、寬胸理氣、活血化瘀、軟堅散結、外貼內服的方法治療後，患者飲食增加，精神及身體恢復，肝臟的小病灶消失，大病灶逐漸縮小，療效非常滿意。

● **病例 47**

李某，男，59 歲。黑龍江省肇州縣保健站幹部，初診日期：1991 年 7 月 1 日。

【主訴】肝癌剖腹探查術後介入術後。

【現病史】查出肝炎 25 年，8 年前肝硬化，脾大。1990 年 2 月，患者食慾不振，到本縣醫院超音波檢查示：肝硬化。1990 年 4 月初到 302 醫院再次超音波提示：肝硬化，脾大，肝右葉實性占位性病變（有硬化結節或肝癌的

可能）。為進一步確診，到北京協和醫院 CT 檢查示：肝右葉後段及肝左葉內側段低密度灶。肝穿檢查示：肝細胞性肝癌，肝細胞呈氣球樣變，可見巨核及雙核細胞。確診後，入住北京中國醫學科學院腫瘤醫院，1990 年 5 月 23 日行剖腹探查術，術中見病灶多發，瀰漫性，無法切除而關腹，術後進行兩次介入。此後，服用「散結片」，效果不明顯，經當地患者推薦來我院就診。

【主症】肝區時感不適，口苦，飲食減少，飯後上腹部飽脹，身體消瘦，二便尚可，疲乏無力，雙下肢浮腫，體溫不高。

【檢查】

(1) 望診：舌質暗，苔白稍厚膩。患者精神不振，神志清，身體消瘦，五官端正，面色病容，營養欠佳，頭顱無畸形，雙眼等大等圓，對光反射存在，鞏膜無黃染，鼻正中，口唇無發紺，眼、耳、鼻內無異常分泌物排出，喉居中，兩胸對稱，肌膚無黃染，無瘀斑，無出血點，雙下肢輕度浮腫。

(2) 聞診：患者言語清，語音中，回答切題，無咳嗽，無氣喘，心音清，律整，未及明顯雜音，兩肺呼吸音清，未及乾濕性囉音，腸鳴音存在。

(3) 切診：脈弦滑搏指。患者面部無浮腫，頸軟不強，頸鎖淋巴未及腫大，兩胸對稱，心界不大，兩肺叩診清音，肝在 5～6 肋間，右肋下 5cm、劍突下 6cm 可觸及肝緣，質地硬而不堅，稍有壓痛，腹部有一約 20cm 手術疤痕，癒合尚可，脾臟未及，下腹未及明顯包塊及移動性濁音，兩側腹股溝淋巴未及腫大，表淺淋巴未及腫大，雙

下肢輕度浮腫，活動體位。

(4) 專科檢查：1990 年 4 月 25 日，北京協和醫院 CT 檢查示：肝右葉後段及肝左葉內側段低密度灶。1990 年 5 月 2 日，北京醫院肝穿病檢示：肝細胞性肝癌。

【辨證施治】

(1) 辨證依據：肝區時感不適，口苦，飲食減少，飯後上腹部飽脹，身體消瘦，二便尚可，疲乏無力，雙下肢浮腫，體溫不高。

(2) 病因病機分析：患者患有多年 B 肝，肝硬化多年，肝臟正常的生理功能嚴重受損，剖腹探查術後並介入後而致本虛標實，邪毒壅盛。

(3) 治療法則：扶正祛邪，活血化瘀，軟堅散結，佐以健脾益胃等治則。

【方藥】(1) 逐瘀膏 100 張、貼：中脘、雙期門、右肝俞，48 小時換 1 次。

(2) 中藥：當歸 15 克、赤芍 15 克、莪朮 15 克、白花蛇舌草 40 克、半枝蓮 30 克、丹參 30 克、川楝子 15 克、蜈蚣 5 條、穿山甲 15 克、鱉甲 20 克、梔子 15 克、土茯苓 30 克、白朮 15 克、雞內金 15 克、虎杖 30 克、砂仁 10 克、青皮 9 克，40 服。

方中赤芍、莪朮、丹參可活血化瘀；當歸可補血；白花蛇舌草、半枝蓮、梔子、土茯苓、虎杖可清熱解毒；川楝子、青皮、雞內金可疏肝理氣、利膽；穿山甲、鱉甲可軟堅散結；白朮、砂仁可健脾溫中；蜈蚣可解毒散結、通絡止痛。

1991 年 8 月 24 日複診，自己感覺較好，症狀緩解，

委託他人來取藥，效不更方，繼守上方 40 服，逐瘀膏 100 張。

1991 年 10 月 26 日複診，服上藥及貼膏藥後，患者自己感覺很好，當地醫院做超音波複查示：病灶明顯縮小。精神振作，身體好轉，活動量增多，無不適感，繼守上方 40 服，逐瘀膏 100 張。

1992 年 4 月 13 日複診，服上藥及貼膏藥後，患者無不適感，當地醫院超音波複查示：腫瘤基本消失，繼續用藥鞏固治療一個療程，後來再未用藥。此後多次信訪，患者一直較好，並多次推薦當地患者來我院就診。

【按】患者患有多年 B 肝，後轉為肝硬化，再惡變為肝癌，經剖腹探查術並介入兩次後，病灶沒有得到控制，並逐漸惡化，本虛標實。經我院外貼膏藥、內服中草藥以扶正祛邪、活血化瘀、軟堅散結、佐以健脾益胃等方法治療後，患者逐漸恢復健康，治療過程中沒有任何痛苦及副作用。康復後，李某來信感謝我院給了他第二次生命，告訴我們，他現在一切都與正常人一樣，沒有任何的不適感，積極樂觀地生活。

● 病例 48

米某，男，67 歲，遼寧省營口市機床廠退休工人，初診日期：1990 年 9 月 4 日。

【主訴】肝癌。

【現病史】1990 年 2 月，患者無誘因右上腹疼痛，食慾不振，身體消瘦，到營口市第一醫院做超音波檢查提示：肝硬化，腹水，在當地醫院治療，效果不佳。1990 年 8 月，經營口市第一醫院 CT 檢查確診：肝癌，脾大。

查後沒有治療，經當地患者推薦來我院就診。

【**主症**】肝區疼痛較劇，腹部脹大，腹水，納差，食入則腹脹，身體消瘦，精神欠佳，大便少，小便赤黃色，量少，雙下肢浮腫。

【**檢查**】

(1) 望診：舌質淡紅，苔白厚。患者精神不振，神志清，身體消瘦明顯，五官端正，面色萎黃不華，病容，營養欠佳，頭顱無畸形，雙眼等大等圓，對光反射存在，鞏膜無黃染，鼻正中，口唇無發紺，眼、耳、鼻內無異常分泌物排出，喉居中，兩胸對稱，肌膚無黃染，無瘀斑，無出血點，雙下肢浮腫。

(2) 聞診：患者言語清，語音低，回答切題，無咳嗽，無氣喘，心音清，律整，未及明顯雜音，兩肺呼吸音清，未及乾濕性囉音，腸鳴音存在。

(3) 切診：脈沉弦滑。患者面部無浮腫，頸軟不強，頸鎖淋巴未及腫大，兩胸對稱，心界不大，兩肺叩診清音，肝在 5～6 肋間，拒按，腹部膨隆，腹水量大，脾臟未及，下腹部可聞及移動性濁音，腹壁靜脈怒張，兩側腹股溝淋巴未及腫大，表淺淋巴未及腫大，雙下肢沒指性浮腫，活動體位。

(4) 專科檢查：1990 年 8 月 22 日，營口市第一醫院 CT 檢查示：肝癌，脾大。

【**辨證施治**】

(1) 辨證依據：肝區疼痛較劇，腹部脹大，腹水，納差，食入則腹脹，身體消瘦，精神欠佳，大便少，小便赤黃色，量少，雙下肢浮腫。

(2) 病因病機分析：患者性格暴躁易怒，肝氣鬱結，氣滯血瘀，氣機不暢，脾失健運，水飲內停，久則成腹水，痰、濕、瘀相凝日久而成積。

(3) 治療法則：健脾利濕，活血化瘀，軟堅散結，以毒攻毒等。

【方藥】(1) 逐瘀膏 75 張、貼：中脘、右期門、右肝俞，48 小時換 1 次。

(2) 中藥：當歸 15 克、赤芍 15 克、白花蛇舌草 30 克、半枝蓮 30 克、丹參 30 克、川楝子 15 克、蜈蚣 5 條、莪朮 15 克、穿山甲 15 克、香附 15 克、生地 20 克、砂仁 9 克、土茯苓 30 克、茯苓 15 克、白朮 15 克，40 服。

方中當歸、赤芍、莪朮、丹參可活血化瘀；白花蛇舌草、土茯苓、半枝蓮可清熱解毒；川楝子、香附可疏肝理氣；蜈蚣可解毒散結；穿山甲可軟堅散結，破瘀消癥；砂仁、茯苓、白朮可健脾利濕，溫中，利小便；生地可養陰生津。

1990 年 10 月 13 日複診，服上藥及貼膏藥後，腹水減少，腹脹減輕，肝區疼痛緩解，小便發黃，方藥調整如下：當歸 15 克、赤芍 15 克、白花蛇舌草 30 克、半枝蓮 30 克、丹參 30 克、川楝子 15 克、蜈蚣 5 條、莪朮 15 克、穿山甲 15 克、香附 15 克、生地 20 克、砂仁 9 克、土茯苓 30 克、茯苓 15 克、白朮 15 克、青皮 9 克、梔子 10 克，40 服。

1990 年 11 月 24 日複診，服上藥及貼膏藥後，肝區疼痛消失，腹不脹了，小便量增多，大便次數增多，效不更

崔扣獅老中醫肝癌治療經驗

246

方，繼守上方 50 服，服 5 天休息 5 天，逐瘀膏 90 張。

1991 年元月 17 日複診，患者自己感覺較好，生氣或勞累後肝區稍有疼痛，飲食尚可，精神振作，繼用上藥 40 服，逐瘀膏 75 張。

1991 年 5 月 15 日複診，服上藥及貼膏藥後，因飲食增多，吃肉也多，時有腹瀉，喝水不多，小便有時發黃，偶有乏力。1991 年 4 月 9 日在當地醫院 CT 複查示：肝臟未見占位性病變，肝硬化。患者精神較好，身體增胖，面色紅潤，肚腹柔軟，未及包塊及移動性濁音，雙下肢無浮腫，舌質淡紅，苔薄白，脈緩滑。

1993 年 7 月，經米某推薦當地的一位患者來診時講，米某現在身體健康，形同常人。

1994 年 9 月 10 日，米某兒子帶當地一患者來診時講，其父親現在一切正常。後來我院多次信訪米某，其身體一直很健康。

【按】患者性格暴躁易怒，肝氣鬱結，氣滯血瘀，氣機不暢，脾失健運，水濕內停，日久腹水形成，痰、濕、瘀互結而成積。經外貼膏藥、內服中草藥以健脾利濕、活血化瘀、軟堅散結等方法治療後，患者身體逐漸恢復健康，同正常人一樣生活。

● 病例 49

林某，男，43 歲，浙江省餘杭區人，初診日期：1990 年 8 月 17 日。

【主訴】肝癌。

【現病史】1990 年 2 月，患者自感右上腹疼痛，自行按胃病治療後沒有效果。1990 年 7 月 20 日，林某因車禍

入住餘杭區第二人民醫院，行剖腹探查術，術中發現肝上有兩個腫塊，肝門處 4cm、肝右葉 10cm，無法切除，取組織病檢：肝細胞肝癌，術後 3 次輸血約 2500ml，對症治療後出院，聞知我院前來就診。

【主症】肝區疼痛不明顯，腰痠背痛，飲食一般，身體消瘦，疲乏無力，二便尚可，體溫不高，雙下肢無浮腫，可以下床少量活動。

【檢查】

(1) 望診：舌質淡紅，苔薄白。患者精神不振，神志清，身體消瘦，五官端正，面色萎黃不華，營養欠佳，頭顱無畸形，雙眼等大等圓，對光反射存在，鞏膜無黃染，鼻正中，口唇無發紺，眼、耳、鼻內無異常分泌物排出，喉居中，兩胸對稱，肌膚無黃染，無瘀斑，無出血點，雙下肢浮腫不明顯。

(2) 聞診：患者言語清，語音稍低，回答切題，無咳嗽，無氣喘，心音清，律整，未及明顯雜音，兩肺呼吸音清，未及乾濕性囉音，腸鳴音存在。

(3) 切診：脈沉滑。患者面部無浮腫，頸軟不強，頸鎖淋巴未及腫大，兩胸對稱，兩腋下淋巴未及腫大，心界不大，兩肺叩診清音，肝在 5～6 肋間，右腹部有一約 20cm 手術疤痕，癒合尚可，右腹部捫及一約 10cm×7cm 的包塊，質地硬而不堅，壓按疼痛，脾臟未及，下腹部未聞及移動性濁音，兩側腹股溝淋巴未及腫大，表淺淋巴未及腫大，雙下肢浮腫不明顯，活動體位。

(4) 專科檢查：1990 年 7 月 26 日，杭州市第二人民醫院病理診斷：肝細胞性肝癌。

【辨證施治】

(1) 辨證依據：肝區疼痛不明顯，腰痠背痛，飲食一般，身體消瘦，疲乏無力，二便尚可，體溫不高，雙下肢無浮腫，可以下床少量活動。

(2) 病因病機分析：患者性格剛強，肝氣鬱結，氣滯血瘀，氣機不暢，脾失健運，痰、濕、瘀互結而成腫塊。車禍致肝破裂，術後正氣虛損，本虛標實。

(3) 治療法則：扶正祛邪，活血化瘀，軟堅散結，健脾利濕等。

【方藥】(1) 逐瘀膏 75 張、貼：中脘、右期門、右肝俞，48 小時換 1 次。

(2) 中藥：太子參 30 克、黃耆 50 克、當歸 15 克、丹參 30 克、川楝子 15 克、白花蛇舌草 30 克、半枝蓮 30 克、砂仁 9 克、白朮 15 克、茯苓 15 克、土茯苓 40 克、仙鶴草 15 克、三七 9 克、丹皮 15 克、蜈蚣 5 條、生地 30 克、梔子 15 克，20 服。

患者術後不久，正氣虛，方中太子參、黃耆可補氣生津、益衛固表；生地可養陰生津；當歸可補血；丹參可活血化瘀；川楝子可疏肝理氣；白花蛇舌草、半枝蓮、土茯苓可清熱解毒；砂仁、茯苓、白朮可健脾利濕、溫中；仙鶴草、三七可化瘀止血，止血而不留瘀，預防再次出血；丹皮可活血散瘀；蜈蚣可解毒散結；梔子可清利濕熱。

1990 年 9 月 17 日複診，患者服中藥及貼膏藥後，腰背痠痛感有所減輕，肝區發脹，有時頭昏，睡眠差，方藥調整如下：太子參 30 克、黃耆 50 克、當歸 15 克、丹參 30 克、川楝子 15 克、白花蛇舌草 30 克、半枝蓮 30 克、

白朮 15 克、茯苓 15 克、土茯苓 40 克、仙鶴草 15 克、三七 9 克、丹皮 15 克、蜈蚣 5 條、梔子 15 克、白芍 15 克、香附 15 克，60 服，逐瘀膏 120 張。

1991 年元月 21 日複診，肝區疼痛，陣發性加劇，飲食尚可，飯後上腹部稍有脹感，偶有頭痛，隨症加減方藥如下：太子參 30 克、黃耆 50 克、當歸 15 克、丹參 30 克、川楝子 15 克、白花蛇舌草 30 克、半枝蓮 30 克、白朮 15 克、土茯苓 40 克、仙鶴草 15 克、三七 9 克、丹皮 15 克、蜈蚣 5 條、梔子 15 克、香附 15 克、虎杖 20 克、青皮 10 克，40 服，逐瘀膏 100 張，加貼神闕穴。

1991 年 7 月 16 日複診，服上藥及貼膏藥後，肝區疼痛消失，飯後上腹脹消失，飲食尚可，睡眠好轉，二便正常。1991 年 3 月在本縣醫院超音波複查示：肝臟未見異常，4 月再行超音波複查示：肝臟未見異常。患者自述，自己沒有任何不適感覺，繼守上方 30 服，逐瘀膏 120 張，鞏固療效。

上藥用完後再未用藥，多次回訪，林某自己感覺較好，精神振作，同常人無異。1999 年回訪時，患者家屬告之，林某於 1998 年去世，存活 8 年。

● 病例 50

張某，男，55 歲，河南省新鄉市人，初診日期：1990 年 5 月 18 日。

【主訴】肝癌。

【現病史】患者有多年 B 肝病史。1989 年 12 月，患者自覺肝區疼痛，做肝功、超音波、CT 檢查示：肝癌。1990 年 3 月 3 日行肝穿，病理示：惡性細胞。1990 年 3

月 12 日入北京航空航天大學校醫院，行兩次化療，一次栓塞，以後支持療法，效果均不理想。

【主症】肝區疼痛，飯後上腹脹，鞏膜、肌膚黃染，納差，無食慾，身體消瘦，空腹時呃逆，大便黃白色，3~4 次／日，豆腐渣樣便，下墜，小便濃茶色，疲乏無力。

【檢查】

(1) 望診：舌質淡紅，苔白厚。患者精神不振，神志清，身體消瘦，五官端正，面色萎黃不華，營養欠佳，頭顱無畸形，雙眼等大等圓，對光反射存在，鞏膜黃染，鼻正中，口唇無發紺，眼、耳、鼻內無異常分泌物排出，喉居中，兩胸對稱，肌膚深度黃染，無瘀斑，無出血點，雙下肢浮腫。

(2) 聞診：患者言語清，語音中，回答切題，無咳嗽，無氣喘，心音清，律整，未及明顯雜音，兩肺呼吸音清，未及乾濕性囉音，腸鳴音存在。

(3) 切診：脈弦滑。患者面部無浮腫，頸軟不強，頸鎖淋巴未及腫大，兩胸對稱，兩腋下淋巴未及腫大，心界不大，兩肺叩診清音，肝在 5～6 肋間，右肋下未及，脾臟未及，下腹部未聞及移動性濁音，兩側腹股溝淋巴未及腫大，表淺淋巴未及腫大，雙下肢沒指性浮腫，活動體位。

(4) 專科檢查：1990 年 3 月 9 日，北京腫瘤研究所病理科病檢：塗片可見惡性細胞，肝細胞癌。

【辨證施治】

(1) 辨證依據：肝區疼痛，飯後上腹脹，鞏膜、肌膚

黃染，納差，無食慾，身體消瘦，空腹時呃逆，大便黃白色，3~4 次／日，豆腐渣樣便，下墜，小便濃茶色，疲乏無力。

(2) 病因病機分析：患者有多年 B 肝病史，邪毒入侵肝內日久而成積，濕熱蘊結肝膽，疏洩失職，膽汁不循常道而外溢，出現肌膚及鞏膜黃染，大便黃白色。

(3) 治療法則：清熱利膽，健脾利濕，活血化瘀，軟堅散結等。

【方藥】(1) 逐瘀膏 8 張、貼：中脘、右期門、右肝俞、神闕，48 小時換 1 次。

(2) 中藥：當歸 15 克、赤芍 15 克、白花蛇舌草 30 克、半枝蓮 30 克、丹參 30 克、蜈蚣 5 條、川楝子 15 克、莪朮 15 克、穿山甲 15 克、香附 15 克、生地 20 克、砂仁 15 克、茵陳 30 克、青皮 9 克、土茯苓 30 克、黃耆 20 克、炒大黃 30 克，4 服。

方中白花蛇舌草、半枝蓮、茵陳、生地、土茯苓可清利肝膽濕熱；當歸、赤芍、丹參、莪朮可活血化瘀；蜈蚣可解毒散結；穿山甲可軟堅散結，破瘀消癥；川楝子、香附、青皮可疏肝理氣、消脹止痛；砂仁可健脾利濕、溫中止呃；黃耆可補氣，益衛固表；炒大黃可清熱解毒、活血化瘀、祛腐生新。

鑒於患者病情嚴重，給予講明病情，下了病危通知書。患者對自己病情也很瞭解，服上藥及貼膏藥後，變化不明顯，繼續觀察，服至第 8 劑藥時，黃疸有所減退，下墜明顯，繼用上方，去香附，加白叩。

服藥半個月時，患者症狀逐漸好轉，飲食增加，黃疸

減退，效不更方。

　　服上藥 20 劑時，飲食增加，黃疸消退，精神振作，雙下肢內踝處腫得較甚，加強消腫利濕力度，方藥調整如下：當歸 15 克、赤芍 15 克、白花蛇舌草 30 克、半枝蓮 30 克、丹參 30 克、蜈蚣 5 條、川楝子 15 克、莪朮 15 克、穿山甲 15 克、茵陳 30 克、土茯苓 30 克、黃耆 50 克、白朮 30 克、茯苓 30 克、車前子 15 克，20 服。

　　服上藥及貼膏藥後，下肢浮腫逐漸減輕，當地醫院超音波複查示：病灶有所縮小。患者要求出院回家服藥，出院時，患者黃疸消失，精神振作，身體恢復，體重增加。

　　1990 年 9 月 17 日複診，服藥後，患者肝區偶有不適感，飲食尚可，體重增加 3 公斤，精神較好，二便正常，時有乏力，方藥調整如下：

　　當歸 15 克、赤芍 15 克、白花蛇舌草 30 克、半枝蓮 30 克、丹參 30 克、蜈蚣 5 條、川楝子 15 克、莪朮 15 克、穿山甲 15 克、茵陳 30 克、土茯苓 30 克、黃耆 50 克、茯苓 20 克、蒼朮 6 克、栀子 15 克，60 服，逐瘀膏 120 張。

　　1991 年 3 月 7 日複診，患者述：1990 年 12 月 28 日到北京軍區總醫院 CT 複查示病灶由 3cm 縮小到 1.5cm，患者精神振作，身體增胖，鞏膜、肌膚無黃染，苔薄白，脈緩和，方藥調整如下：

　　當歸 15 克、赤芍 15 克、白花蛇舌草 30 克、半枝蓮 30 克、丹參 30 克、蜈蚣 5 條、川楝子 15 克、莪朮 15 克、土茯苓 30 克、黃耆 50 克、茯苓 20 克、栀子 15 克、穿山甲 15 克、製鱉甲 30 克，60 服，服 5 天休息 5 天，逐

瘀膏 120 張。

1991 年 10 月 25 日複診，患者在當地醫院做兩次超音波複查，均未發現異常，自己感覺也很好，繼續用藥，鞏固療效，方藥調整如下：

當歸 15 克、赤芍 15 克、白花蛇舌草 30 克、半枝蓮 30 克、丹參 30 克、蜈蚣 5 條、川楝子 15 克、莪朮 15 克、土茯苓 30 克、虎杖 30 克、黃耆 50 克、太子參 20 克、白芍 10 克、穿山甲 15 克、製鱉甲 30 克，40 服，服 5 天休息 5 天，逐瘀膏 100 張。

1992 年 3 月 10 日複診，患者述：多次超音波複查，肝臟未見異常，自己也沒有不適感，和正常人一樣。又用藥 60 服，以後不再用藥。

此後，我院多次回訪張某，身體一直很健康，同正常人一樣幸福地生活著。

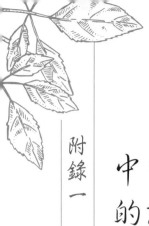

附錄一

中醫可以治癒癌症的調查報告

賈謙，杜豔豔、楊巨平

中國科技訊息研究所（北京 100038）

　　中醫藥不僅可以治癒癌症，而且費用低、時間快、效果好，令人心悅誠服。此結論產生於對山西省運城市中醫腫瘤醫院的調研。

　　關於癌和癌症的說法，是近幾十年來的新詞語。傳統的中國醫藥學典籍中沒有這種表述。中國的醫學文字記載中最早的甲骨文上有瘤的記述。比如：西醫所說的乳腺癌，早在我國金代，以乳岩命名；作為中醫的一個病種，元、明、清各代醫家又有不同的表述。

　　宋代陳自明在《婦科大全良方》中曰：「岩初起如結小核或如鱉棋子，不赤不痛，積之歲月漸大。」金代竇漢卿在《瘡瘍經驗全書》中曰：「乳岩，此毒陰極陽衰……捻之內如山岩，故名之。」清人祁坤在《外科大成》中寫道：「乳岩亦乳中結核，不紅腫，不疼痛，年月久之，始生疼痛，痛則無已。未潰時，腫如覆碗，形如堆栗，有的紫黑堅硬，有的皮膚色澤不變，堅硬如石，凹凸不平，穢氣漸生。已潰時，深入岩穴，突如泛蓬，痛苦連心，時流臭血，根腫愈堅，斯時也五大俱衰，百無一救。」

再如西醫所說的胃癌，在眾多的中醫學說中沒有「癌」表述而稱其為「毒」，即所謂「風、火、邪、毒」之「毒」的論述，早見於《內經》，如《素問‧陰陽別論》謂：「三陽結謂之膈。」《至真要大論》記載：「胃脘當心而痛，上支兩脅，甚則嘔吐，膈咽不通。」《通評虛實論》則曰：「膈剛閉塞，上下不通，則暴憂之病也。」究其成因與轉歸，《諸病源候論》分析：「陰陽不和，則三焦隔絕，三焦隔絕，則津液不利，故令氣塞不調，是以成噎。此由憂恚所致，憂恚氣結，氣結則不宣流，而使噎塞不通也。」《景岳全書‧噎膈》指出：「噎膈一證，必以憂愁思慮，積勞積鬱，或酒色過度，損傷而成。蓋憂思過度則氣結，氣結則施化不行，酒色過度則傷陰，陰傷則精血枯涸，氣不行則噎膈病於上，精血枯涸則燥結病於下。」而對這種病大多以「胃脘痛」、「噎膈」、「反胃」、「心腹痞」等命名之。也有學者認為，《內經》、《難經》等書中記載的「伏梁」一詞就是對胃癌的描述，如《難經》中的記載：「心之積名曰伏梁，起臍上，大如臂，上至心下。久不瘉，令人病煩心。」《靈樞》曰：「心肺微緩為伏梁，在心下，上行時則唾血。」

　　還有更多的說辭不再一一摘述，西方醫學關於癌的說法論述也不少，而癌症在中國醫學界宣傳開來大抵不過四五十年歷史，而廣大群眾瞭解和知道「癌症」一詞也不過四五十年間的事，也不再繁引贅論。

　　國際上目前對癌症束手無策。美國用 30 年時間花費 2000 億美元，發表 156 萬篇論文，僅僅將癌症 5 年存活率從 48％提高到 62％。然而，中醫有辦法。

運城市中醫腫瘤醫院創始人崔扣獅，1948 年 8 月 15 日生，由於家庭貧困及其他原因，初中畢業未能入學，於 1962 年元月開始中醫學徒，師從中醫尚玉芳先生，後考入晉南中醫進修班，兩年後又分回當地，繼續師從尚玉芳。從這個角度看，崔扣獅是一個地道的師徒承傳中醫人員。由於尚玉芳孤單一人，崔扣獅視之如母，頗得尚氏的醫德醫風及絕方、絕招、驗方、單方多種真傳。並在尚玉芳的鼓勵與支持下，從 1972 年開始研習用中草藥攻克疑難雜症及癌症。從這個意義上看，崔扣獅又是一個沒有經過西醫污染的純中醫醫生。現在從崔扣獅保留的診治檔案資料中得知，崔扣獅 40 年來大約接治過 15 萬例患者，其中各種被各大醫院用腸胃造影、腸胃鏡、細胞活檢以及 CT、超音波、核磁等現代檢測手段確診為癌症的達 5 萬餘例，而檔案保存比較完整的有近 3 萬例（他曾多次與新華社門診部、解放軍報社門診部、北京某外資國家三級甲等醫院幾個部隊醫院及上海、杭州、福建等省級醫院聯合開診，病例保存在這些醫院中）。

1972 年以來，歷經 3 年多的研製，並經在雞、羊、兔身上的「動物試驗」後，崔扣獅將中藥配方用於臨床，使子宮癌患者腫瘤縮結成痂，並排出痂塊，病情大減，患者康復出院，被當地傳為「神醫」，許多老百姓慕名前來求治。在百姓的請願聲中，1976 年山西省運城地區科委將其成果列為重大科研項目，給予了相應的支持，也引起了黨政領導的重視。1984 年，經地、市衛生局批准成立了中國第一所中醫腫瘤專科醫院，任命崔扣獅為「運城市中醫腫瘤醫院院長」。同年，崔扣獅的醫藥被列為山西省

重大科研項目立項。1989 年 2 月底，項目基本完成後，山西省衛生廳出函，請當時在國內外享有盛譽的中國醫藥界專家劉渡舟（時北京中醫學院教授）、印會河（時北京某外資國家三級甲等醫院院長）、董建華（時中醫研究院東直門醫院院長）、孫志潔（時北京中醫學院教授）、耿恩廣（時北京中醫學院教授）評審，教授們抽查患者檔案，仔細研究處方，甚至將他的藥物拿在「親友」身上試驗，最終給了了當時衛生部、中醫藥管理局領導一致認為的「難得的最高評價與平均分數（87.4 分）」。

按照衛生部的要求，山西省科委指定將他的藥物送到西安，由西安醫科大學從 1992 年 4 月起，分別進行藥物「急毒試驗」、「藥效試驗」、「長毒試驗」，至 1995 年 10 月，三項試驗全面完成，結論為藥物良好而無毒副作用。

1993 年 7 月，國家中醫藥管理局組織劉渡舟（時北京中醫學院中醫教授）、謝海洲（時中國中醫研究院中醫藥研究員）、吉良晨（時北京中醫醫院中醫內科教授）、王永炎（時北京中醫學院中醫教授）、姜廷良（時中國中醫研究院中醫腫瘤研究員）、朴炳奎（時中國中醫研究院腫瘤研究員）及國家中醫藥管理局中醫副教授王鳳岐參與的專家評論，此份評議寫道：「崔扣獅同志根據中醫理論與實踐，運用外貼化瘀膏和內服中藥，對多種中晚期癌症進行了大量的一系列的臨床療效觀察，取得了豐富的臨床經驗和滿意療效，是目前治療中晚期癌症的臨床用藥較為理想的一種，具有開發前景。建議在已有的科技成果基礎上，選擇部分癌症進行前瞻性嚴格的科研設計隨機對照的臨床研究，提高療效置信度，進一步深化課題研究。並建

議按新藥審評要求，準備申報材料，開發新中成藥。」據不完全統計（僅知道或有人送來報刊資料），國內外有近500家（次）關於他的醫藥報導。

30多年來，崔扣獅接治的各種腫瘤患者（除血癌、骨癌患者）已遍及國內（包括台灣、香港、澳門）及17個國家（包括日本、美國、英國、法國、德國、俄羅斯等），除在北京、鄭州、南京、西安、哈爾濱、杭州、溫州、天津等地門診接診者外，現今他保存有病歷與登記者已近3萬份（名）。

1999年6月21日，崔扣獅受衛生部選派，參加在德國波昂舉行的「全球遠程醫療國際協作東西方優秀成果交流研討會」，按會議規定，東西方各有5次做重點學術報告，我方領導竟讓他一人作了兩次演講。會後，該次會議西方發起與組織人、波昂大學校長、大會主席專門找他，再三表示「中國中醫藥太神奇了」，還特別講到，對於腦膠質瘤（即國人謂之腦癌者），西醫只有手術，手術後化療再復發，再手術、化療，三次手術後，患者不死即廢，而中醫藥不手術，外貼膏藥、內服中藥即可消除此腫瘤，實在是一種獨特的方法，病人痛苦少、經濟負擔小，效果如此神奇，太令人激動了……

他接治的所有患者，都是經過各大醫院確診，並有CT片、診斷文字，經崔扣獅治療後，健康存活者十幾年、二十幾年者大有人在，並很少反映復發者，對於中晚期腫瘤引起的劇烈疼痛，打呱替啶之類的藥也難以緩解，他的外用藥貼敷後，不超過一小時，快者十幾分鐘，即不會（多次化療、放療者效果不會如此明顯）再有疼痛感

了。對此，患者有絕對的信任！

崔扣獅自己將多年的接診癌症經驗表述為：辨證施治，活血化瘀，扶正祛邪，以毒攻毒。其中，前三條是傳統中醫的治療原則，不再詳述，而以毒攻毒原則很有新意，崔扣獅的外敷與內服藥配伍中都使用了幾種劇毒藥，如水銀、藤黃、砒霜等，其中毒性最大、能很快致人死亡的是藤黃，故人有言曰：「低頭吃藤黃，抬頭見閻王。」但崔扣獅以其獨特的炮製方法，與其他藥物共用，使其藥物毒性得以中和，起到了治療癌症的特殊效果。

2003 年 4 月 10 日，崔扣獅接治了一名叫劉貴子的患者。劉貴子患胃癌，幾乎所有先進儀器都沒有檢查確診。在山西省腫瘤醫院剖腹探查發現：胃部、肝臟、脾門、胰尾、橫結膜等多處大量癌腫轉移，最大的一塊（低分化）癌腫為 4cm×4cm，腔內潰爛瘀血，無法手術，遂關腹，專家結論為最多可存活兩個月。劉貴子抱著死前不痛的要求，慕名求崔扣獅接治。透過一個療程（45 天）的治療，經 CT 檢測提示：① 胃大彎處壁不規則增厚，最厚處 3cm；② 肝、胰腺未見異常。半年後，進入全面康復階段。現在他正在指揮著一個數十億產值的企業。

劉貴子為中醫鳴不平，決心要為中國醫學討回公道。因而責派他的副手楊靜偉從病歷檔案中抽出 300 份在全國數省回訪病人近 218 名，各種癌症經崔扣獅治療後，存活 20 多年、10 多年者大有人在。

崔扣獅治療癌症 30 多年來的實踐，以無可辯駁的事實證明，中醫藥完全有能力治癒癌症，它是博大精深的中國醫藥學的巨大內在能力的必然反映。

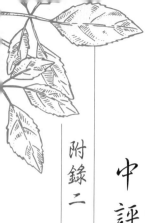

　　專家評議意見：崔扣獅同志根據中醫理論與實踐運用外貼化瘀膏和內服中藥對多種中晚期癌症進行了大量的、大系列的臨床療效觀察，取得了豐富的臨床經驗和滿意療效，是目前治療中晚期癌症臨床用藥較為理想的一種，具有開發前景。建議在已有的科技成果基礎上，選擇部分癌症進行前瞻性嚴格的科研設計，隨機對照的臨床研究，提高療效置信度，進一步深化課題研究。並建議按新藥審評要求準備申報材料開發新中成藥。

評議主任委員：劉渡舟

1993 年 7 月 9 日

姓名	工作單位	專業	職稱	簽名
劉渡舟	北京中醫學院	中醫	教授	劉渡舟
謝海洲	中國中醫研究院	中醫中藥	研究員	謝海洲
吉良晨	北京中醫醫院	中醫內科	教授	吉良晨
王永炎	北京中醫學院	中醫	教授	王永炎
姜廷良	中國中醫研究院	中藥腫瘤	研究員	姜廷良
朴炳奎	中國中醫研究院	腫瘤	研究員	朴炳奎
王鳳岐	國家中醫藥管理局	中醫	副教授	王鳳岐

中医药专家评议书

专家评议意见：崔扣狮同志，根据中医理论与实践运用外贴化瘀膏和内服中药对多种中晚期癌症进行了大量的大系列的临床疗效观察，取得了丰富的临床经验和满意疗效，是目前治疗中晚期癌症临床用药较为理想的一种，具有开发前景。建议在已有的科技成果基础上，选择部分癌症进行前瞻性严格的科研设计随机对照的临床研究，提高疗效、量信度，进一步深化课题研究。并建议按新药审评要求提供有关材料开发新中成药。

姓 名	工作单位	专业	职称	签 名
刘渡舟	北京中医学院	中医	教授	刘渡舟
谢海洲	中国中医研究院	中医中药	研究员	谢海洲
吉良晨	北京中医医院	中医内科	教授	吉良晨
王永炎	北京中医学院	中医	教授	王永炎
姜廷良	中国中医研究院	中药肿瘤	研究员	姜廷良
朴炳奎	中国中医研究院	肿瘤	研究员	朴炳奎
王凤岐	国家中医药管理局	中医	副教授	王凤岐

評議書原件（影印）

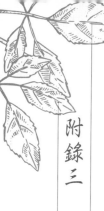

附錄三 科研項目論證評審意見書

評議時應考慮以下幾個方面：

一、本項目有無重要的科學意義和實用價值？國內外水平如何？與其他單位的研究工作是否重複？有無必要？

二、研究範圍、內容及項目名稱是否合格？研究的目標和預期的技術經濟指標是否明確、適用、可能？擬採用的研究技術路線和方法是否可行？

三、項目研究人員的研究實力如何（包括科學思想、技術水平、實驗裝備條件和現有工作基礎）？能否勝任這一研究任務並按計劃執行所提出的預期結果？研究年限是否合適？

四、申請經費是否實事求是？用途是否得當？擬購置的儀器設備是否必要、合理？

綜合評價意見與建議：

1987 年 6 月 1 日，在運城市，由運城地區行署科委和運城地區醫學科學研究所聯合組織專題論證會，柴硯中同志主持，田文軍任論證組組長，周鼎新、曲垣瑞任副組長。山西省科委成果處、山西省衛生廳科教處、運城地區行署、運城地區科委、運城行署衛生局、運城市科委、市衛生局等主管領導親臨指導，邀請山西省腫瘤醫院、運城

地區醫院、運城市血液病研究所等單位的醫學專家同行參加，對運城市中醫腫瘤醫院崔扣獅大夫的「中醫試治食道、胃、宮頸晚期癌症的研究」進行了科研專題論證。崔扣獅大夫宣讀了論文，介紹了典型病例，專家同行們翻閱了臨床病歷資料。根據提出的問題，崔扣獅同志當場進行答辯，現場聽取了典型病人治療情況的介紹。會議一致認為：該項目主題是正確的，有意義、有價值、有前途。崔扣獅十多年來對 1362 例晚期癌症患者的治療，近期療效是肯定的。採取清熱解毒、活血化瘀、扶正祛邪的治療原則是正確的；採取辨證施治的治則，用內服藥與外用藥相結合的方法是得當的，並且已經取得了顯著的治療效果，產生了一定的社會效益，在本地區和省內外有一定影響。建議今後進一步注重原始資料的蒐集和積累工作，並注重遠期療效的觀察。

會議一致通過：申報為省、地級重點科研項目。

評議人員簡表：

姓名	職稱	單位	本人簽名
李丕民	工程師、處長	省科委	李丕民
申效文	主管醫師、副處長	山西省衛生廳	申效文
田文軍	主任醫師、科主任	山西省腫瘤醫院	田文軍
呂謙	主治醫師、科主任	運城行署衛生局	呂謙
周鼎新	副主任醫師	運城地區醫院	周鼎新
曲垣瑞	副主任醫師、所長	運城市血液病研究所	曲垣瑞
李希	主管醫師、院長	運城地區醫院	李希
呂志正	主治醫師、副院長	運城地區醫院	呂志正
毛從龍	主治醫師、科主任	運城地區醫院	毛從龍
柴硯中	管理醫師	運城地區科委	柴硯中
黃兆林	副所長	運城地區醫學科研所	黃兆林

科研項目論證評審
意見書

項 目 名 稱　中医试治食道癌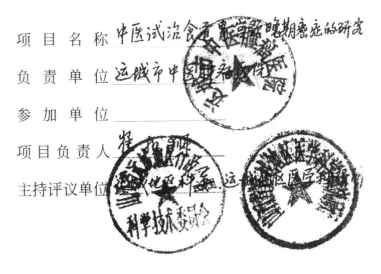晚期患症的研究

負 責 單 位　运城市中医肿瘤研究院

參 加 單 位　

項 目 負 責 人　崔振儒

主 持 評 議 單 位　运城地区医药卫生学会

一九八七年 六月 一日

附錄三・科研項目論證評審意見書

265

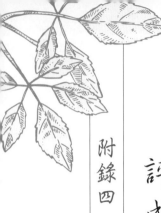

評審科技
成果聘請書

董建華教授：

　　項目名稱：中醫活血化瘀法對晚期腫瘤（癌症）的臨床治療觀察。

　　評審意見：

　　（請對此項研究結果的水平，優、缺點及改進、推廣建議等提出具體意見）

　　癌症是當前危害人民生命之大敵，目前醫學除手術、放療、化療之外，尚無較好有效方法。山西省運城市中醫腫瘤醫院，近幾年來對此疑難危重病症，採用中醫活血化瘀方法，並結合針灸、膏藥外敷療法，對 7820 例確診的中、晚期癌病進行治療，收到了較好的效果，病種包括宮頸癌、乳腺癌、食道癌、肺癌、肝癌、胰腺癌等十餘種病。從送審的癌症病歷來看，其中大多先用西醫藥治療，不滿意轉到該院採用中藥治療，均獲得良好效果，說明採用中藥治療優於西藥療效。所以，我認為該院對癌病的治療水平是比較高的。可以作為科研成果來評定，並提出以下幾點意見：

1. 通過大量臨床實踐，不斷進行總結，提高治療水平，摸索出一套規律性強的治療方法。

　　2. 病歷記載一定要詳細，特別要有中醫辨證論治的內容，書寫要整齊，從送審病歷來看，當有不足之處。

　　3. 總結匯報材料中第 6 頁對癌病轉移的一節，論理不夠妥帖，當再加以推敲與修改。

评审科技成果聘请书

密级：

登记号	
送审号	

董建华教授：

关于崔扣狮同志的《中医活血疗法对晚期癌症的治疗》研究结果，拟申报评定科技成果（奖）。现将评审表格及有关资料寄上，敬请您在百忙中予以客观地评审（如有特殊情况不能评审，可推荐一位同行专家评审）。

请按表后"填写说明"所列要求，将评审意见、评定分数填入表内。评审完毕（交所在单位盖章后），请于　　月　　日之前将本表连同所附全部资料寄回我处。

评审人姓名，当予保密。谢谢您的大力支持。

此致

敬礼！

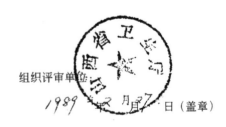

组织评审单位

1989 年 2 月 27 日（盖章）

科技成果评审表

序号:

项目名称 中医活血化瘀法对晚期肿瘤(癌症)的临床治疗研究

评审意见:（请对此项研究结果的水平、优、缺点及改进、推广建议等提出具体意见）

癌症是多发危害人民健康的大病，目前医学采用手术、放疗、化疗
等，尚无较好治疗方法。山西省运城市中医肿瘤医院近几
年来对此疑难危重病症采用中医活血化瘀法方，并结合针灸耳
穴等疗法对782例晚期癌症中晚期癌症进行治疗，收到了较好的
效果。如种主指宫颈癌、乳腺癌、食道癌、胃癌、肝癌、膀胱癌等
十余种病。从送审的病症病历来看，其中大部分是用西医治疗后，不
满意转到该院采用中药治疗的获得良好效果。从此采用中药
治疗，优于西医疗效。所以我认为该院对晚期癌的治疗确实是比较
有效的。可以作为科研成果来评定。并提出以下几点意见。

1. 通过大量临床实践不断进行总结，提高治疗水平，摸索出掌握
规律性治疗方法。

2. 病历记载一定要详细，特别要有中医辩证论治方面的内容，书写完整
整，从送审病历来看，有的不足之处。

3. 总结及材料中有的要好好进一步整理修改，一要选择有价值强者作加
以推荐与修改。

| 评分 | 科学性 16 分 | 创新性 34 分 | 应用性 34 分 | 复杂性 9 分 | 合计 93 分 |

评审人签名: 蔡淑华

评审人单位: 北京中医学院

职称或职务: 教授

89 年 3 月 4 日　　（公章）　　89 年 3 月 4 日

評議書原件（影印）

評審科技成果聘請書

劉渡舟教授：

項目名稱：中醫「活血化瘀」法對 7320 例晚期癌症治療效果的總結匯報。

評審意見：癌症，尤其是晚期癌症，在國內外還是一個難以解決的問題。崔扣獅同志以革命的精神，嚴密科學態度，在臨床以中醫的辨證論治為指導，摸索探討癌症的病因病機。以情志不暢發病原因，進一步以活血化瘀、扶正祛邪、以毒攻毒、養陰解毒等方法，為治療癌症基本原則，並用外貼膏藥以及散劑互相配合使用，以達到治療目的，從而取得了可喜的成就。綜觀其總結報告所述，令人歡欣鼓舞，認為這是對治療癌症的一個突破口，值得重視。並願在此基礎上不斷研究和完善，加以提高。

本文的「活血化瘀」治法以及治療晚期癌症五個特點，具有創新與發明的價值。採用外治等法的藥物配合則有一定的科學性和應用的意義。

崔扣獅老中醫肝癌治療經驗

密级：

登记号	
送审号	

评审科技成果聘请书

刘渡舟教授：

关于崔和师同志 的《中医活血化瘀法对晚期癌症的治疗》

研究结果,拟申报评定科技成果(奖)。现将评审表格及有关资料

寄上,敬请您在百忙中予以客观地评审(如有特殊情况不能评审,

可推荐一位同行专家评审)。

请按表后"填写说明"所列要求,将评审意见、评定分数填入

表内。评审完毕(交所在单位盖章后),请于　　月　　日之前将

本表连同所附全部资料寄回我处。

评审人姓名,当予保密。谢谢您的大力支持。

此致

敬礼!

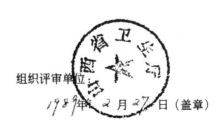

组织评审单位:

1989年 2 月 27 日(盖章)

271

科技成果评审表　　序号:

项目名称	中医"活血化瘀"法对7320例晚期癌症治疗效果的总结汇报

评审意见:(请对此项研究结果的水平、优、缺点及改进、推广建议等提出具体意见)

　　癌症,尤其是晚期癌症,在国内外还是一个难以解决的问题。崔扣狮同志以革命的精神,严密科学态度,在临床以中医的辨证论治为指导,摸索探讨癌症的病因病机,以情志及脏腑病原因进一步以活血化瘀,技正祛邪,以毒攻毒,养阴解毒等方法,为治疗癌症基本原则,并用外贴膏药,以及数剂互相配合使用,以达到治疗目的,从而取得了可喜的成就。观其总结报告所述,令人欢心鼓舞,愿为建立治疗癌症的一个突破口,值得重视。望能在此基础上不断研究更完善加以提高。

　　本文的"活血化瘀"治法,以及治疗晚期癌症五个特点,具有创新与发明的价值。采用外治等法的药物配伍则有一定的科学性和应用的意义。

评分	科学性 18 分	创新性 34 分	应用性 29 分	复杂性 9 分	合计 90 分
评审人签名: 职称或职务:	刘渡舟 教授 1989年 3 月 2 日		评审人单位: （盖章）1989年3月4日		

崔扣狮老中醫肝癌治療經驗

272

評審科技成果聘請書

印會河教授：

項目名稱：中醫「活血化瘀」法治療 7320 例晚期癌症的總結。

評審意見：

1. 本成果基本上是屬於中醫的，有臨床效果和客觀依據，理法方藥合乎邏輯，但缺乏實驗室資料，有待進一步充實。

2. 癌症是舉世矚目、久攻不下的課題，能取得一點進展，也是對人類健康做出貢獻。從材料看所取得的療效還非常可觀，故創新性可臻上乘。

3. 應用範圍目前僅限於所在醫院，對就診患者已取得恢復生產能力的社會效益，更大的社會效益及經濟效益，應在通過鑑定推廣成果以後，不過目前已現端倪。

4. 鑒於本課題臨床療效難度甚大，須激發攻關者的士氣，以利於最後拿「高地」。建議報部級一等獎，待完善所有項目，成果推廣獲取更大效益後再議升格。

密级：

登记号	
送审号	

评审科技成果聘请书

邱会河教授：

关于崔扣狮同志 的《中医活血化瘀法对晚期癌症的治疗》

研究结果，拟申报评定科技成果（奖）。现将评审表格及有关资料

寄上，敬请您在百忙中予以客观地评审（如有特殊情况不能评审，

可推荐一位同行专家评审）。

请按表后"填写说明"所列要求，将评审意见、评定分数

填入表内，评审完毕（交所在单位盖章后），请于　　月　　日之前

将本表连同所附全部资料寄回我处。

评审人姓名，当予保密。谢谢您的大力支持。

　　此致

敬礼！

组织评审单位

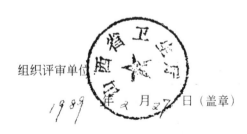

1989 年 2 月 27 日（盖章）

崔扣狮老中医肝癌治疗经验

274

科 技 成 果 评 审 表　　序号：

项目名称　中医治五化疗法治疗73多例）晚期癌症的总结

评审意见：(请对此项研究结果的水平、优、缺点及改进、推广建议等提出具体意见)

1、本成果基本上发展了中医的有临床效果和委优依据，理论分新有丁逻辑但该之实验实料有待进一步充实。

2、临症遂举世瞩目之处在下的课题能取得一起展出是对人类健康的大贡献，从材料看所取得的疗效也非常可说，故创新性为转上来。

3、应用范围目前仅限于自在医院，对就诊患者已取得预发生了的方的社会效益这太的社会效益及厘所效益，应是通过管学推了成果以后不过目前也太糖化。

4、鉴于本课题临床明效此扩疗患大，复服发改关者以土气，以利于最后有利地，建议报部级一等奖特宪美的有欲目，成果扎广获取更大效益后再议排稽。

评分	科学性 16 分	创新性 27 分	应用性 23 分	复杂性 8 分	合计 76 分

评审人签名：
职称或职务：

印会 河
中医教授

8?年 3 月 1 日

评审人单位：

(盖章)　　　年 3 月 4 日

評議書原件（影印）

｜評審科技成果聘請書｜

耿恩廣教授：

　　項目名稱：中醫「活血化瘀」法對 7320 例晚期癌症治療效果的總結匯報。

　　評審意見：

　　（請對此項研究結果的水平，優、缺點及改進、推廣建議等提出具體意見）

　　作者通過多年的臨床實踐，將晚期癌症加以剖析，認為其本質是陰虛，並根據不同的表現將其分為四型，即氣滯、陽虛、濕毒、瘀毒。同時擬定了活血化瘀、扶正祛邪、以毒攻毒、養陰清熱解毒等治療方法，辨證論治，用藥合理，科學性強。尤其是外用膏藥的應用，內病外治，內外合治為治療晚期癌症開創了新路。

　　臨床資料證明，確能達到減輕疾病、延長生命的效果。因此，該成果不論在科學性、創新性和推廣應用方面，都有重大意義。

　　希望今後在原始資料的收集整理、動物實驗方面更進一步，以期取得更大成就。

崔扣獅老中醫肝癌治療經驗

密级：

登记号	
送审号	

评审科技成果聘请书

耿君广教授：

关于崔和师同志的《中医活血化瘀法对晚期瘟症的治疗》研究结果，拟申报评定科技成果（奖）。现将评审表格及有关资料寄上。敬请您在百忙中予以客观地评审（如有特殊情况不能评审，可推荐一位同行专家评审）。

请按表后"填写说明"所列要求，将评审意见、评定分数填入表内。评审完毕（交所在单位盖章后），请于　　月　　日之前将本表连同所附全部资料寄回我处。

评审人姓名，当予保密。谢谢您的大力支持。

此致

敬礼！

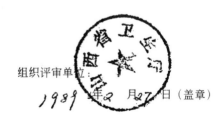

组织评审单位：

1989 年 2 月 27 日（盖章）

科 技 成 果 评 审 表

序号：

项目名称	中医"活血化瘀"法对732例晚期癌症治疗效果的临床记报

评审意见：（请对此项研究结果的水平、优、缺点及改进、推广建议等提出具体意见

作者通过多年的临床实践，将晚期癌瘤加以剖析，认为其本病是阴虚，重视瘀石归未理解其多寡四型。阴气泻阳虚，阴虚阳虚阴虚症毒。归此拟定了活血化瘀 扶正祛邪，以毒攻毒 养阴清热解毒等治疗方法。小症论治 用药合理，科学性强，尤其是外用青药的方面，内病外治内外合治为治疗晚期癌瘤开创了新路。

临床资料证明，确实达到了减轻痛苦和延长生命的效果。因此，该成果不论在科学性 创新性和推广应用方面 都有它的意义。

希望今后，主要 将资料加以复整理，动物实验方面再进一步，以期取得更大成就。

评分	科学性18分	创新性34分	应用性29分	复杂性9分	合计90分
评审人签名：	耿恩广		评审人单位		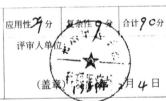
职称或职务：	付教授				
	89年3月3日		（盖章）	2月4日	

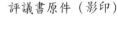
評議書原件（影印）

| 評審科技成果聘請書 |

孫志潔教授：

　　項目名稱：中醫「活血化瘀」法對 7320 例晚期癌症治療效果的總結匯報。

　　評審意見：

　　崔扣獅同志通過治療 7320 例晚期癌症的臨床實踐，總結出晚期癌症的病因、病機、病症的特點，運用祖國醫學辨證施治的法則，加以分型、遣方用藥，突出了活血化瘀、扶正祛邪、以毒攻毒、養陰清熱解毒等治療方法，辨證準確、選藥合理、科學性強。用藥方法更有突破，湯散內服，膏藥外敷，內病外治，內外合治，為治療晚期癌症創立了一條新路。此治療方法廣泛用於多種癌症，更是難能可貴之處。

　　從典型病例報告來看，確實達到預期效果，緩解病痛，延長生命以及痊癒者。此成果從科學性、創造性與先進性及應用性方面都是肯定的，意義是重大的，應該加以推廣。

　　希望今後在收集總結病例時，應注意原始資料的完整，以便進一步提高，更臻完善。

评审科技成果聘请书

孙志洁教授：

关于崔扣狮同志 的《控癌如露法对晚期癌症的治疗》

研究结果，拟申报评定科技成果（奖）。现将评审表格及有关资料

寄上，敬请您在百忙中予以客观地评审（如有特殊情况不能评审，

可推荐一位同行专家评审）。

请按表后"填写说明"所列要求，将评审意见、评定分数填入

表内。评审完毕（交所在单位盖章后），请于　　月　　日之前将

本表连同所附全部资料寄回我处。

评审人姓名，当予保密。谢谢您的大力支持。

此致

敬礼！

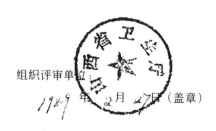

组织评审单位

1989 年 2 月 27 日（盖章）

科 技 成 果 评 审 表　序号：

项目名称　中医活血化瘀法对732例晚期癌症临床疗效的总结文报

评审意见：(请对此项研究结果的水平、优、缺点及改进、推广建议等提出具体意见)

崔执师同志通过治疗732例晚期癌症的临
床效果，总结出晚期癌症的病因病机，癌症以痞
块这甬祖国医学辩证施治的法则，加以认识，选方
用苗，突出了活血化瘀，扶正祛邪，以毒攻毒，等除痰
热消毒等治疗方法。辩证准确，选苗合理，科学性
强，用苗上更有实破，汤药内服，膏苗外敷，内病
外治，内外合治，为治疗晚期癌症创出一条新路。
此法疗效广适用於多种癌症，更是可贵之处。

　　从典型病例报告来看，确实出了预期效果，
缓解疼痛，延长生命，以及全愈者。此成果从科学
性，创造与先进性及应用性方面都是肯定的，意义
重大的，应该加以推广。

　　希望今後在收集总结病例时，在注意原始资料
的逆转，以便更一步提高，更臻完善。

评分	科学性 16 分	创新性 34 分	应用性 30 分	复杂性 8 分	合计 88 分

评审人签名	孙志洁	评审人单位：	
职称或职务	付主任医师		
	89年 3 月 3 日	(盖章) 1989年 3 月 4 日	

評議書原件（影印）

附錄四・評審科技成果聘請書

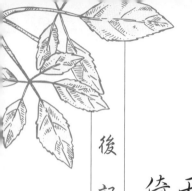

後記　**倚天長劍看崢嶸**

　　自從中醫學徒以來，42 年間，從未有今日想一吐為快；研製中醫藥攻克腫瘤以來，30 年中，從未有現在這樣強烈地想訴說心事……

　　1962 年，我開始中醫學徒，後考入專區衛校中醫班，畢業後，分回鎮衛生院，師從當時山西南部中醫名家尚玉芳、武承齋等，因在山腳下鄉鎮，人窮醫少，接診中，不得不求訪民間驗方，又不得不「亂點鴛鴦」──啥病都看，父老情深，鄉親苦重，深深信任，逼得我不得不上斷頭台──研製中草藥攻克癌症！

　　終於在 1972 年 4 月 1 日，我的「苦果」生花：那些中藥，一次使子宮癌患者排出 75 克乾縮成痂的癌腫塊，當下四鄰八方傳出我能治好癌症，多來求診。

　　我只有中醫中專文化，面對如此誠摯而強烈的信任，只有孜孜以求、不捨晝夜，「上窮碧落下黃泉」，「無中生有細追求」，查醫經藥典，訪民間驗方，先在自己身上試驗，再而給家畜用藥觀察，使藥物配伍趨向合理科學──蒼天不負有心人，從而對胃癌、肝癌等各類腫瘤漸次取得

崔扣獅老中醫肝癌治療經驗

282

可喜進展，實實在在地被百姓「推」上了登攀科研的崎嶇峰險，成了他們心中的醫生，甚至大都稱我為「專家」。

我治療腫瘤的醫效名聲傳到了衛生部門的耳中，也可以說是在百姓「請願」聲中，1976 年，被列入當時運城地區科委「重大科研項目」，引起了地、縣領導的重視。

1984 年，經地、市衛生局批准，我被任命為「運城市中醫腫瘤醫院院長」，成立中國第一所中醫腫瘤專科醫院。

1987 年，經山西省、運城地區、運城市三級專家聯合論證，我的醫藥被列為山西省重大科研項目。

1989 年 2 月底，我的項目基本完成，山西省衛生廳出函，請當時在國內外享有盛譽的中國醫藥界專家劉渡舟（時北京中醫學院教授）、印會河時（時北京某外資國家三級甲等醫院院長）、董建華（時中醫研究院東直門中醫院院長）、孫志潔（時中醫學院教授）、耿恩廣（時中醫學院教授）評審，教授們抽查患者檔案，仔細研究處方，甚至將我的藥物拿在「親友」身上試驗，最終給予了當時衛生部中醫藥局領導一致認為的「難得的最高評價與平均分數（87.4 分）」。

按照衛生部的要求，山西省科委指定將我的藥物送到西安，由西安醫科大學從 1992 年 4 月起，分別進行藥物「急毒試驗」、「藥效試驗」、「長毒試驗」，至 1995 年 10 月，三項試驗全面完成，結論十分明白，藥物良好而無毒副作用。

1993 年 7 月，國家中醫藥管理局組織劉渡舟（時北京中醫學院教授）、謝海洲（時中國中醫研究院中醫中藥

研究員）、吉良晨（時北京中醫醫院中醫內科教授）、王永炎（時北京中醫學院教授）、姜廷良（時中國中醫研究院中醫腫瘤研究員）、朴炳奎（時中國中醫研究院腫瘤研究員）及國家中醫藥管理局王鳳岐參與的專家評論，此份評議書寫道：「崔扣獅同志根據中醫理論與實踐，運用外貼化瘀膏和內服中藥，對多種中晚期癌症進行了大量的大系列的臨床療效觀察，取得了豐富的臨床經驗和滿意療效，是日前治療中晚期癌症臨床用藥較為理想的一種，具有開發前景。建議在已有的科技成果基礎上，選擇部分癌症進行前瞻性嚴格的科研設計隨機對照的臨床研究，提高療效置信度，進一步深化課題研究。並建議按新藥審評要求，準備申報材料，開發新中成藥。」

據不完全統計（僅知道或有人送來報刊資料），國內外有近 500 家（次）關於我的醫藥報導。

30 多年來，我接治的各種腫瘤患者（除血癌、骨癌患者）已遍及國內（包括台灣、香港、澳門）及 17 個國家（包括日本、美國、英國、法國、德國、俄羅斯等），除在北京、鄭州、南京、西安、哈爾濱、杭州、溫州、天津等地門診式聯合接診者外，現今我保存有病歷與登記者已近 3 萬份（名）。

最難忘的是 1999 年 6 月 21 日，我受衛生部選派，參加在德國波昂舉行的「全球遠程醫療國際協作東西方優秀成果交流研討會」，按會議規定，東西方各有 5 次做重點學術報告，我方領導竟讓我一人作了兩次演講。會後，該次會議西方發起與組織人、波昂大學院長、大會主席專門找我，再三表示「中國中醫藥太神奇了」，還特別講到，

崔扣獅老中醫肝癌治療經驗

對於腦膠質瘤（即國人謂之腦癌者），西醫只有手術，手術後化療再復發，再手術、化療，三次手術後，患者不死即廢，而中醫藥不手術，病人痛苦小、經濟負擔小，效果如此神奇，太令人激動了⋯⋯

然而，我多次受到領導指派，並有不少患者經過中外大使館聯繫找我醫治，而且療效十分顯著。我接治的所有患者，都是經過各國各大醫院確診，並有 CT 片和診斷文字，經我治療後，健康存活者十幾年、二十幾年者大有人在，並沒有一例反映復發者。對於中晚期腫瘤引起的劇烈疼痛，打呱替啶之類藥也難以緩解，而我的外用藥貼敷後，不超過一小時，快者十幾分鐘，即永遠不會（多次化療、放療者效果不會如此滿意）再有疼痛感了，對此，患者有絕對的信任!

然而，由於種種原因，我和我的醫藥最終成果——即國家終審，白紙黑字，紅頭文件紅印章，還老老實實地躺在北京，連已經鑑定過的山西科研成果都沒發給我一紙證書，也由而導致了我個人的種種不幸⋯⋯

我已經等待許久了，而且自中共十五大以來，尤其是十六大以後，特別是國人遭遇「非典」時，黨中央將中醫藥列上了議事日程並參與治療「非典」，國人精神一振，漸信中國醫藥之博大精深⋯⋯

不少人多次問我，敢不敢接收同類狀況病人，與西醫同時進行療效對比呢？我回答：絕對有必勝信心，只要有人敢在北京設場，我一定會為中國人爭一口氣，為中華民族醫藥正名，讓事實（已經有了眾多患者為據）說話，為我們五千年醫藥科學證言溢彩！「安得倚天劍，跨海斬長

鯨」（李白詩句，自《臨江王節士歌》出）。

我對黨中央近幾年決策全面勝利有絕對信心，呼籲同仁發起「中國傳統醫藥科學保護發展協會（或此類性質的行會）」，為我中華民族醫藥的復興與光大貢獻應有之力！請大家審議與支持！

編後：

本文寫在 2003 年末，應中國醫藥促進會特邀，參加醫藥戰略地位論壇發表的演講，受到熱烈歡迎與高度評價。此文字裏行間，浸透著崔院長的心血汗水，充溢著他對中醫藥事業的執著追求，拳拳之心，豈止是一個醫生的情志？……願讀者評判!

歡迎至本公司購買書籍

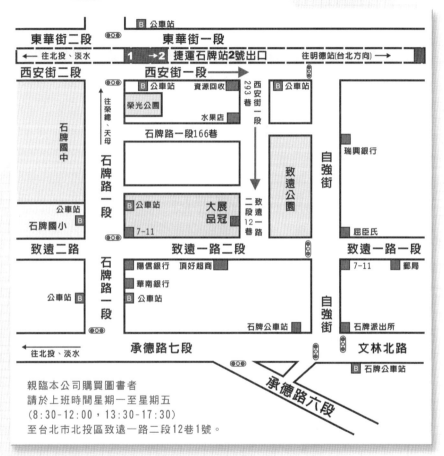

親臨本公司購買圖書者
請於上班時間星期一至星期五
(8:30-12:00, 13:30-17:30)
至台北市北投區致遠一路二段12巷1號。

建議路線

1. 搭乘捷運

    淡水信義線石牌站下車,由月台上二號出口出站,二號出口出站後靠右邊,沿著捷運高架往台北方向走(往明德站方向),其街名為西安街,約80公尺後至西安街一段293巷進入(巷口有一公車站牌,站名為自強街口,勿超過紅綠燈),再步行約200公尺可達本公司,本公司面對致遠公園。

2. 自行開車或騎車

    由承德路接石牌路,看到陽信銀行右轉,此條即為致遠一路二段,在遇到自強街(紅綠燈)前的巷子左轉,即可看到本公司招牌。

國家圖書館出版品預行編目資料

崔扣獅老中醫肝癌治療經驗 / 崔扣獅主編.
——初版，——臺北市，大展，2018 [民 107.09]
面；21公分—（中醫保健站；91）
ISBN　978-986-346-220-0（平裝）
1.肝癌　2.中醫　3.辨證論治
413.344　　　　　　　　　　　　　　10711114

崔扣獅 老中醫 肝癌治療經驗

主　　編 / 崔 扣 獅
責任編輯 / 李　　華
發 行 人 / 蔡 森 明
出 版 者 / 大展出版社有限公司
社　　址 / 臺北市北投區（石牌）致遠一路 2 段 12 巷 1 號
電　　話 / （02）28236031，28236033，28233123
傳　　真 / （02）28272069
郵政劃撥 / 01669551
網　　址 / www.dah-jaan.com.tw
E - m a i l / service@dah-jaan.com.tw
登 記 證 / 局版臺業字第 2171 號
承 印 者 / 傳興印刷有限公司
裝　　訂 / 眾友企業公司
排 版 者 / 菩薩蠻數位文化有限公司
授 權 者 / 山西科學技術出版社
初版 1 刷 / 2018 年（民 107）9 月
定價 / 330元

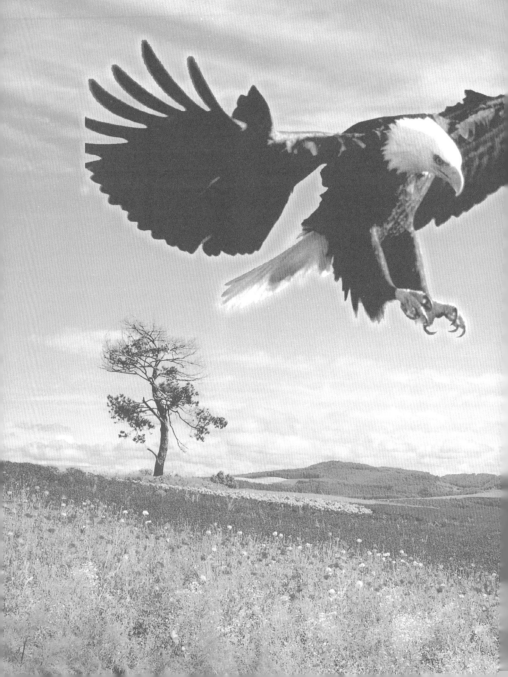

大展好書　好書大展
品嘗好書　冠群可期

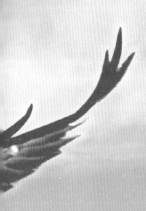

大展好書　好書大展

品嘗好書　冠群可期